养好膝盖
身体棒，更结实

张大光 ——— 主编

精华
升级版

YANG
HAO
XIGAI

中国纺织出版社有限公司

图书在版编目（CIP）数据

养好膝盖：身体棒，更结实：精华升级版/张大
光主编 . --北京：中国纺织出版社有限公司，2024.4
　　ISBN 978-7-5229-1062-8

　　Ⅰ.①养… Ⅱ.①张… Ⅲ.①膝关节—关节疾病—中
医治疗法　Ⅳ.①R274.94

　　中国国家版本馆 CIP 数据核字（2024）第 019792 号

主　编　张大光
编委会　张大光　石艳芳　张　伟　石　沛　赵永利　王艳清
　　　　乔会根　苏　莹　杨　丹　余　梅　熊　珊　李　迪

责任编辑：傅保娣　　责任校对：寇晨晨　　责任印制：王艳丽

中国纺织出版社有限公司出版发行
地址：北京市朝阳区百子湾东里 A407 号楼　邮政编码：100124
销售电话：010—67004422　传真：010—87155801
http://www.c-textilep.com
中国纺织出版社天猫旗舰店
官方微博 http://weibo.com/2119887771
天津千鹤文化传播有限公司印刷　各地新华书店经销
2024 年 4 月第 1 版第 1 次印刷
开本：710×1000　1/16　印张：12
字数：178 千字　定价：49.80 元

凡购本书，如有缺页、倒页、脱页，由本社图书营销中心调换

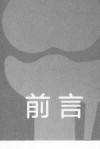

前言

　　膝盖位于人体大小腿之间的连接部位，是人体重要的组成部分。膝盖是否强健，直接影响一个人的健康状况和生命活力。医学研究表明，人体的衰老常常是从膝盖开始的。膝盖保养好，人年轻强壮，可以延缓衰老；膝盖保养不当，人就衰老得快。

　　膝盖是很脆弱的，一旦损伤，就不容易痊愈，甚至还会落下病根。中国战国时期军事家孙膑，因被对手庞涓陷害遭受膑刑（砍去膝盖骨）而落下终身残疾。2016 年欧洲杯决赛中，葡萄牙足球运动员 C 罗在比赛中受到冲撞致使膝盖受伤而被迫退场。可见，膝盖问题不仅影响人体的健康，关键时刻还左右着人的命运。

　　当下，随着生活压力的加大，再加上很多人着装的薄、透、露，遭受膝盖疼痛折磨的人越来越多，而且在不断年轻化。另外，髌软骨软化症、半月板损伤、膝骨性关节炎、风湿性关节炎、类风湿关节炎等膝关节病也严重困扰着人们的健康。

　　如何保卫我们的膝盖？怎样做才不会被膝盖疾病盯上？为了让您认识膝盖，在生活中不再遭受膝盖疾病的困扰，我们编写了这本书。本书从膝盖的构造、保养膝盖的自然疗法、保养膝盖的食材、养膝特效穴位、护膝小动作及常见膝盖病调理等方面，对膝盖保养的原则及方法做了详细讲解，通过真人图示说明自我操作的调理方案，并提供日常护理窍门，从而避免膝盖疼痛的发生。

　　照着书中的方法，呵护好您的膝盖，您可以拥有健康和幸福，使自己活得更加年轻！

张大光

2023 年 12 月 20 日

目录

绪论 认识我们的膝盖

第一章　保养膝盖，自然疗法让你驻颜有术

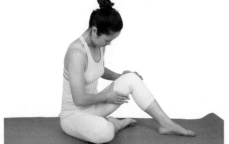

第二章 **保养膝盖，
食物帮你延缓衰老**

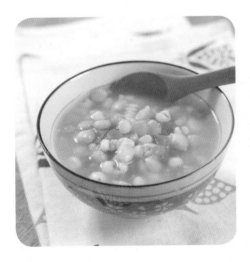

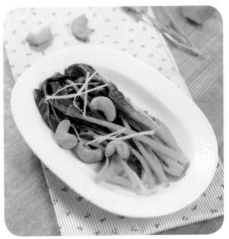

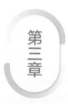

第三章 保养膝盖，
膝盖周围穴位助你冻龄祛病

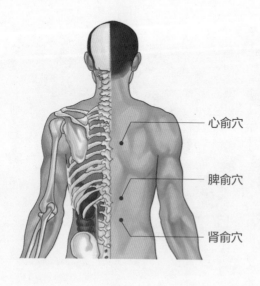

心俞穴

脾俞穴

肾俞穴

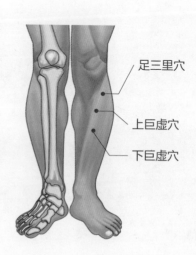

足三里穴

上巨虚穴

下巨虚穴

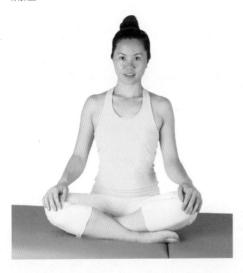
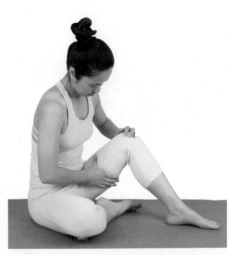

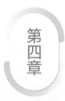

第四章　养膝延龄的事每日做

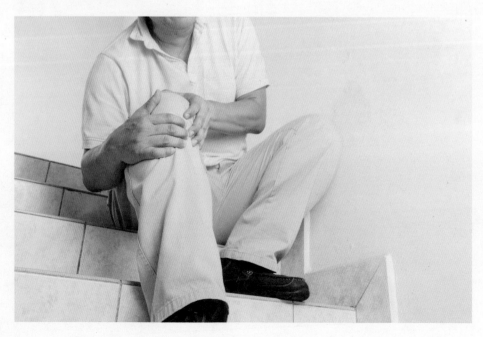

第五章 哪些问题会使膝盖慢慢变老

第六章 与膝盖疾病说再见，把青春活力找回来

绪论

认识我们的

膝盖

膝关节是我们下肢运动的枢纽，
也是人体最易磨损的关节。
古语有云：
人老，腿先老，腿老从膝盖起。
所以预防衰老要把保护膝盖列为重点。

股骨、胫骨、髌骨

股骨和胫骨：人体主要承重骨

股骨和胫骨是人体的主要承重骨，股骨下端与胫骨上端参与膝关节的构成。

❯ 股骨：人体最大的长管状骨

股骨是人体最大的长管状骨，可分为一体两端。下端通常称为股骨远端，有两个膨大的隆起，向后方卷曲，分别称为内侧髁和外侧髁。两髁的下面和后面都有关节面与胫骨上端通过韧带相关连。

❯ 胫骨：小腿骨中主要承重骨

胫骨是小腿骨中主要承重骨，位于小腿的内侧，对支持体重起重要作用。胫骨上端膨大，形成内侧髁和外侧髁，与股骨下端的内、外侧髁以及髌骨共同构成膝关节。两髁之间的骨面隆凸称为髁间隆起。隆起前后各有一凹陷的粗糙面，分别称为髁间前窝和髁间后窝。上端的前面有一粗糙的隆起，称为胫骨粗隆。

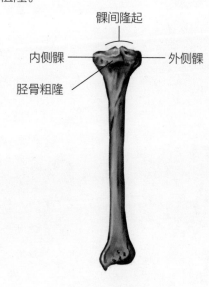

股骨头
股骨头凹
股骨颈

股骨体

内上髁
外上髁
外侧髁
内侧髁
髁间窝

股骨的结构

髁间隆起
内侧髁
外侧髁
胫骨粗隆

胫骨的结构

髌骨：膝关节的重要组成部分

髌骨就是我们通常所说的膝盖骨，它位于膝关节前方，股骨下端的前面。

如何找到髌骨

用手在膝关节前方一摸便知。髌骨类似圆形，上宽下窄，其内面有一层厚厚的关节软骨即髌骨软骨，大腿肌肉松弛时，用手向左右推可感觉到它的滑动，如将大腿绷紧，则髌骨变得非常稳固。因为髌骨整个被股四头肌肌腱包裹着，所以它是股四头肌肌腱的籽骨。

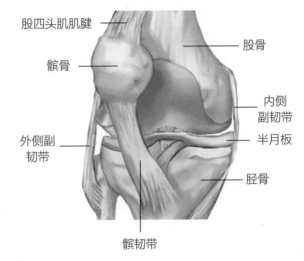

股四头肌肌腱
髌骨
外侧副韧带
股骨
内侧副韧带
半月板
胫骨
髌韧带

髌骨的作用有哪些

髌骨可以将股四头肌的力量聚集在一起，起到支撑的作用。对于膝关节来说，它又是重要的组成部分。它像一个滑轮，当膝关节活动时可以在股骨髁的关节面上滑动，同时将股四头肌和髌韧带的拉力转化为对股骨踝的压力，对维持髌股关节的功能起重要作用。因此，髌骨是膝关节的重要组成部分，也是股四头肌功能整体的重要组成部分。

小贴士

髌骨对人体有哪些积极影响？

髌骨的存在使人在完成踢腿等动作时节省 30% 的力气，一旦髌骨严重损伤会对运动和生活质量产生极大影响。

在完成攀登、跳跃等动作的时候，髌骨和股骨之间所承受的力量可以高达体重的5~8 倍。

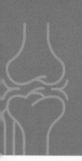

关节软骨

关节软骨：关节的"轴承"

关节软骨，就是覆盖在关节表面的一层很薄的灰白色的有光泽的物质，厚 3~4 毫米。关节软骨对维持膝关节的健康起着很重要的作用，骨质增生主要是它的病变引起的。

关节软骨的构造

关节软骨比半月板稍硬，由坚韧的胶原纤维形成网格，中间由透明软骨素、硫酸软骨素、软骨细胞和水分构成。在关节负重时关节软骨细胞变扁，分散压力，水分流出，吸收振荡；在去除负荷时，压力变小，软骨细胞恢复，水分又回到网状纤维内，并通过这样的方式给关节软骨细胞提供营养。

关节软骨有什么特性

❶ 关节软骨像一座孤立的小岛，无血管、神经、淋巴组织，不与周围相通，其营养来源主要是滑液，适宜的运动可刺激滑膜分泌滑液。

❷ 关节软骨又和孩子一样，是稚嫩的，一直保持出生时的原始状态，自我修复能力较差，不像其他组织具有一定的再塑修复能力，例如骨组织，骨折后能完全修复。

❸ 软骨有独特强大的轴承功能（承重极大，非常耐磨）。

小贴士

关节软骨究竟起什么作用？

在充满水分的网状纤维格中散在着软骨细胞，就像一个个在吊床上躺着的小人儿，能够自由弹跳、滑动，软骨细胞能均匀地将压力分散，减少运动时的摩擦；同时拱形的胶原纤维富有弹性，能减缓运动时的振荡和冲击。

髌骨软骨：具有抗压及耐磨的能力

髌骨是人体最大的籽骨。髌骨软骨是位于髌骨后面的一层软骨组织，它非常光滑，具有抗压及耐磨的能力。髌骨中央的软骨最厚（大约有7毫米），外周部分较薄。软骨不含神经纤维、血管及淋巴管。

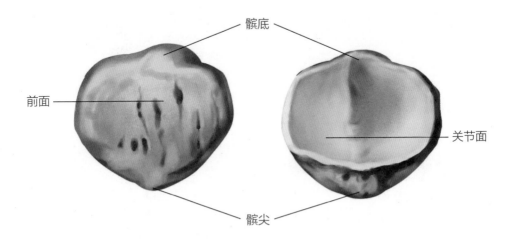

☽ 髌骨软骨磨损，会导致膝关节疼痛

髌骨是人体最大的籽骨，起到调节股四头肌杠杆的作用。在引起年轻人和老年人膝关节疼痛的疾病中，髌股关节软骨病变或磨损占很大的比例。髌骨软骨大部分磨损，会导致髌骨与股骨髁部间隙变窄，髌骨和股骨髁部边缘可有骨质增生，在运动时引发膝盖疼痛。

☽ 运动膝关节可以维持髌骨软骨的正常功能

髌骨软骨没有神经支配，上面也没有血管，它的营养成分只能从关节滑液中取得，它的代谢物也要排到关节液中。这种营养代谢，必须是在关节受到挤压的过程中才完成。长时间不活动，关节会有僵直的感觉，就是因为髌骨软骨没有及时得到营养供给，不能完成营养代谢。它的表面光滑度不足，又没有足够的关节滑液润滑，导致膝关节功能受限。

运动对髌骨软骨而言，就像人每天都要吃饭一样，是必需的。只有运动才能让髌骨软骨保持健康，一直生机勃勃。所以在日常生活中，每个人每日都要坚持运动，以确保软骨每日都能进行正常的营养代谢，始终保持表面的光滑和坚韧度。

软骨下骨：保护软骨的"忠诚卫士"

软骨下骨是关节的重要组成部分，位于关节软骨下方，包括皮质终板及其下方的骨小梁结构。

▶软骨下骨的主要功能

软骨下骨的主要功能为吸收应力、缓冲振荡和维持关节形状。通常软骨下骨在缓冲振荡中起主要的衬垫作用，可避免关节软骨承受过度应力而致损伤。

▶软骨下骨的作用

软骨下骨的作用如同公路的路基，过软的路基会导致路面塌陷，过硬的路基将无法起到缓冲的作用，而变形的路基必然会导致路面凹凸不平。

▶多动或不动都不利于保护软骨

软骨如果长期受到硬力作用，例如劳累，或比普通人更多地活动，就会提前或加剧软骨磨损，导致关节间隙变窄、关节直接暴露等后果。

或许有人会说，既然运动过量会加速软骨磨损，那么我多休息、少运动，或者干脆不运动，不就能保护软骨了吗？其实不然。当关节活动时，软骨相互压缩、放松，可以像海绵一样吸进营养，排出废物。关节如果长期不活动，软骨无法有效地得到营养，也会出现退化变性及破坏；但是，不恰当的及过度的运动又会造成关节的过度负荷，导致关节软骨损伤。因此，多动或不动都不利于保护关节软骨，关键在于正确运动、适量运动。

游泳是保护关节和软骨的最好方法，不仅全身肌肉关节参与运动，而且水的浮力又可减轻对关节的冲击和磨损。其他不负重或少负重的运动也可以，如快步走、骑自行车等，活动量以身心舒适、微微出汗为宜。

小 贴 士

软骨细胞损伤还能不能修复？

我们的身体对损伤有自我修复能力，而修复组织最主要的物质是血液。例如，骨折后骨折断端出血，血液中含有丰富的钙、蛋白质及骨折愈合所需要的营养物质，所以骨折后可以愈合。但是关节软骨内没有血管，一旦软骨细胞损伤了，就不能修复。

半月板

半月板：股骨与胫骨间的缓冲垫

半月板由纤维软骨组成，位于膝关节的关节间隙，是膝关节的重要组成部分。半月板有一定的弹性，是组成膝关节的股骨与胫骨之间的一个缓冲垫，能减轻运动过程中对股骨和胫骨的冲击力。

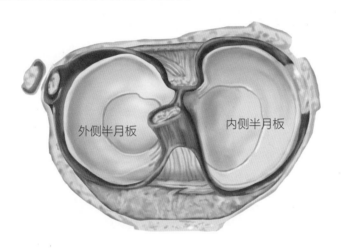

外侧半月板　　　内侧半月板

半月板有什么特点

❶ 半月板附着在胫骨的边缘，是呈月牙形的纤维软骨，内外各 1 个。半月板的中央部比较薄，周边比较厚，半月板只有边缘部分有血液供应，所以半月板受伤后不易恢复。

❷ 外侧半月板类似于一个环形，其前角与后角大小相当。

❸ 内侧半月板呈反"C"形，其前角小而薄，后角则厚而重。内侧半月板与胫骨的结合紧密无中断。其后角借纤维组织与半膜肌直头相连，有一定的活动度。

❹ 长期从事蹲位或半蹲位工作，如汽车修理工，反复蹲下起立，半月板磨损严重，这时半月板就不能起到减轻关节间摩擦力的作用，相反，它可能会加速关节间的磨损，对膝盖的健康产生不利的影响。

半月板起什么作用

❶ 半月板横断面呈三角形，外厚内薄，上面稍呈凹形，从而使球形的股骨髁与胫骨平台的稳定性增加，保证膝关节长年负重运动而不致损伤。

❷ 传布膝关节负荷力，润滑关节。

❸ 两个腔可产生不同的运动，从而增加运动的形式和范围。

预防半月板受伤的训练原则

减少踏跳时对半月板的冲击，主要是通过利用肌肉的应激收缩来缓冲踏跳时的冲击力，减少机体对半月板的冲击力。具体做法：提高腿部肌肉力量，增加腿部肌肉离心收缩缓冲能力，减少半月板所受冲击力，最终延长半月板的寿命，降低半月板受伤概率。

半月板损伤还能再生吗

老化或运动，特别是扭转膝关节较多的运动，容易导致半月板损伤，长时间的端坐也可能引起半月板损伤。半月板损伤后，无法发挥正常作用，骨与骨之间就容易发生摩擦，从而加重关节退变。

近年发现膝关节半月板外侧与滑膜紧密相连的部分有一定的血液供应，而靠近内侧的游离缘是无血液供应的，有血液供应部分受伤有再生能力，经过治疗容易修复，而无血液供应的游离端受伤则不易修复。

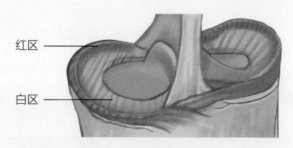

红区

白区

从半月板血供来说，可将半月板分为白区、红区。白区最靠内，无血供，一旦损伤无法自我修复；红区最靠外，有血供，损伤后滑膜覆盖，有一定修复能力

韧带

韧带：膝关节的支柱

膝关节能屈能伸是因为连接膝关节两端的韧带和关节囊有韧性，能在一定范围内伸缩。

韧带就像房子的 4 个柱子，是膝关节的支柱。韧带分前、后交叉韧带及内、外侧副韧带，共 4 根，是稳定膝关节的主要结构。

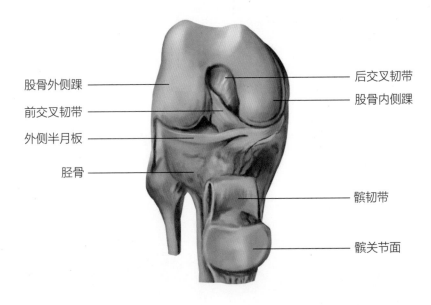

股骨外侧踝

前交叉韧带

外侧半月板

胫骨

后交叉韧带

股骨内侧踝

髌韧带

髌关节面

韧带的构造及特征

韧带是由致密纤维结缔组织形成的，其胶原纤维平行密集排列为束状，所形成的结构能承受很大的单方向的牵拉应力。

❶ 前交叉韧带：膝关节内部有前交叉韧带，该韧带的前内侧束起自股骨外侧髁的内侧面，斜向前下方，止于胫骨髁间隆起的前部和内外侧半月板的前角；后外侧束起自胫骨髁间隆起的前方，走向后上方，向外止于股骨外髁的内下方。

❷ 后交叉韧带：膝关节内部有后交叉韧带，该韧带起自股骨内侧髁的外侧面，斜向后下方，止于胫骨髁间隆起的后部和外侧半月板的后角。

❸ 内侧副韧带：膝关节内侧有膝关节内侧副韧带，为扁带状，起自内收肌结节，止于胫骨内侧髁内侧。

❹ 外侧副韧带：膝关节外侧有膝关节外侧副韧带，是独立于关节囊外的圆形纤维束，起自股骨外上髁，它的远端呈腱性结构，与股二头肌肌腱合成联合肌腱结构，一起附着于腓骨小头上。

韧带的作用

❶ 前交叉韧带：保持膝关节的前向稳定性，防止膝关节过度前移，具有协调膝关节屈伸和旋转运动的功能。

❷ 后交叉韧带：保持膝关节的后向稳定性，防止膝关节过度后移，具有协调膝关节屈伸和旋转运动的功能。

❸ 内侧副韧带：对抗膝关节外翻应力。

❹ 外侧副韧带：对抗膝关节内翻应力。

小 贴 士

韧带受损会导致膝关节不稳定

韧带的伸缩性降低，以及韧带损伤、断裂都会导致膝关节疼痛，膝关节韧带的损伤常常导致膝关节的不稳定。

受伤后膝关节不稳，可佩戴护膝保护，以增加膝关节的稳定性。

关节囊、滑膜、关节腔、滑液

关节囊：分泌关节液，稳定膝关节

关节囊如何构成

关节囊由外面的纤维层和内面的滑膜层组成。纤维层有丰富的血管、神经和淋巴管。滑膜层周缘与关节软骨相连接，滑膜上皮可分泌滑液，不仅能润滑关节，还能促进关节软骨和半月板的物质代谢。

关节囊有什么作用

关节囊附着于关节面，将关节的两端连接起来，形成一个封闭的空间。它与关节面之间形成的腔隙就是关节腔，关节囊滑膜层的关节液就位于其中，给软骨和半月板等组织提供营养。

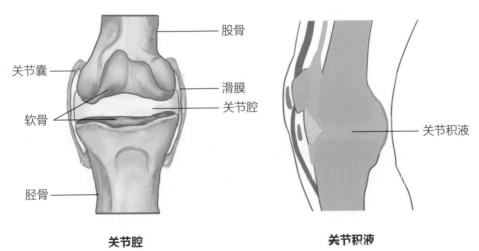

股骨

关节囊

软骨

胫骨

滑膜

关节腔

关节积液

关节腔

关节积液

关节囊的滑膜层易发生病变，通常我们所说的膝关节积液，就是因关节囊的滑膜层发生炎症引发的

滑膜：分泌滑液，营养软骨

滑膜是薄层组织，全部覆盖在关节内表面，是包容股骨与胫骨、韧带与半月板的囊腔。其表面覆盖着一层滑膜细胞，起着分泌滑液、营养软骨和将关节腔内的废弃物除去的新陈代谢作用。

关节腔：使关节变稳定

关节腔是关节囊与关节面围成的一个组织空间，正常情况下含有少量黏稠的液体（即滑液），使关节保持湿润和润滑。各种关节炎时，可有大量的滑液产生。腔内平时呈负压状态，以增强关节的稳定性。

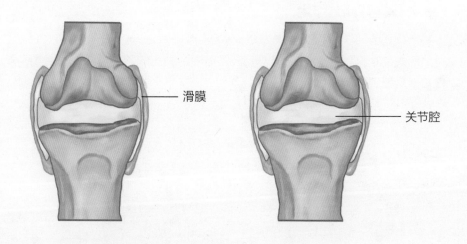

滑膜

关节腔

滑液：膝关节的润滑剂

滑液就是关节液，在正常膝关节腔内有 2~3 毫升，是由滑膜分泌的一种具有高度黏稠性的液体。

❥滑液有什么特点

正常滑液清亮、黏稠、无色透明或呈浅黄色，可以拉成细丝，不会自凝成块。关节有炎症时，滑液量增多，黏稠性降低。

❯ 滑液可保证软骨的生长

在关节的表面有关节软骨，软骨之间还有半月板。它们质地坚韧、光滑，可以减少关节的摩擦。这种作用需要关节滑液提供，使软骨可以始终保持减小摩擦的作用，同时正常生长。

❯ 滑液是很好的"润滑剂"

滑液中没有纤维蛋白原，使关节很少发生粘连，不会引起关节僵直。关节囊滑膜层分泌的滑液含有大量的黏蛋白，且浓度很高，既有很高的黏稠性，又有很强的润滑作用。滑液均匀地分布在关节面上，就像机械上加了润滑油一样，可以减少运动时关节面之间的摩擦。

❯ 活动关节促进关节囊分泌润滑液

在不负重条件下，主动充分进行关节活动可以促进关节囊滑膜层分泌滑液。充分活动关节可使髌骨关节面各个部分都受到刺激，使滑液营养成分能均匀地渗透到软骨组织中，从而增强关节的润滑作用，尤其适合膝关节有病痛者。

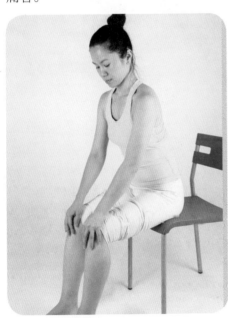
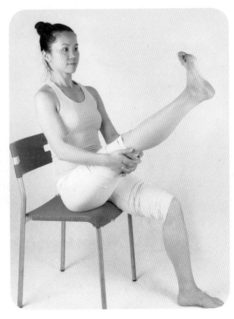

❶ 坐在椅子上，将手掌附在膝盖上，轻轻抚动髌骨 0.5~1 分钟。力度要稍大一些。

❷ 站姿或坐姿，屈伸膝关节 1~2 分钟，动作不宜过快。

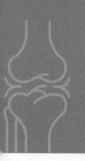

肌腱和肌肉

肌腱和肌肉让膝关节运动起来

人能活动自如，是依靠关节的活动。关节的活动就是骨在关节处的移动，动作的完成要依靠肌肉和肌腱收缩产生的力来完成。在关节的周围有两个作用不同的肌肉群，即膝关节屈肌群（股二头肌）和膝关节伸肌群（股四头肌），它们通过肌腱附着在构成关节的骨上。膝关节的伸屈，有赖于这两个肌群的伸缩。

当股四头肌收缩、股二头肌松弛的时候，膝关节处于伸直状态。

当股四头肌松弛、股二头肌收缩时，膝关节处于屈曲状态。

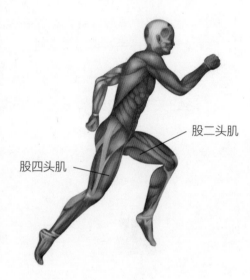

股二头肌

股四头肌

❯ 关节不能动的两个原因

肌肉或肌腱出现萎缩和损伤时，都无法产生足够的力量来带动骨骼的运动，屈伸膝盖动作也就不能完成。

另外，支配肌肉的神经受到损伤时，肌肉就不能正常接收大脑的指令，也无法完成正常的伸屈膝运动，肌肉也会逐渐萎缩无力，最终会引发关节其他组成的病变。

❯ 如何区分关节运动障碍的原因

如果关节只是不能主动进行活动，在外力作用下关节可以正常活动，并没有痛感，说明关节运动障碍是由掌管关节运动的肌肉不能正常收缩引发的，是支配肌肉的神经问题。无论是主动活动还是被动活动都会有痛感出现，则很可能是肌肉或肌腱出现了断裂。

股四头肌对膝盖功能的影响

股四头肌位于大腿前面及外侧的皮下，由股内侧肌、股外侧肌、股中间肌和股直肌构成，是人体最大、最有力的肌肉之一。股四头肌能伸膝（关节）屈髋（关节），并维持人体直立姿势。

膝关节肿胀、积液与股四头肌萎缩互为因果。关节积液、肿胀都会引起股四头肌的快速萎缩，而股四头股的萎缩又会加重和导致关节积液，如此反复，形成恶性循环。

半月板手术后最重要的也是早期开始锻炼股四头肌，要遵从医生的指导，不可盲目进行膝关节屈伸活动。一般2周后，才可坐在床边进行屈曲膝关节和活动股四头肌的练习。

由此可见，对于膝盖功能，股四头肌的影响是非常巨大的。无论是膝病患者还是健康人平时都应注意对股四头股的锻炼，以达到对膝关节的保健作用。

❥股四头肌简单锻炼法一

❶ 仰卧床上，双膝并拢屈曲，保持5秒。

❷ 快速伸直膝关节保持5秒，并缓慢放下。

❥股四头肌简单锻炼法二

❶ 坐在床边或椅子上，双小腿自然垂下。

❷ 双小腿抬至水平位置，保持2秒。

❸ 缓慢落下。

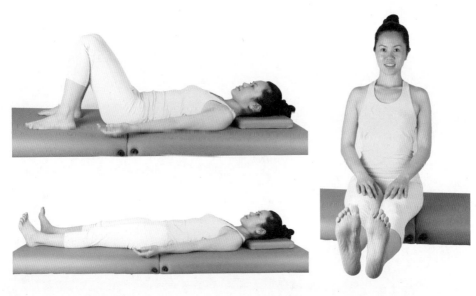

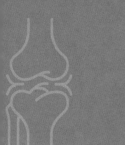

膝盖的功能

Lysholm 膝量表计分法

　　膝关节韧带损伤后经过治疗达到的临床治疗效果，可以通过 Lysholm 膝量表计分法来计算。该方法依据患者的主观感觉及膝关节的功能状态对膝盖功能进行评定计分，量表最低得分 0 分，最高得分 100 分。通过评定可知自己的膝盖功能恢复到什么水平。评分标准见右表。

项目	评分
膝关节软弱无力	0~5
辅助器支托	0~5
扶楼梯上下	0~10
跛行	0~5
膝关节不稳	0~30
疼痛	0~30
在步行、跑步、跳跃期间发生关节肿胀	0~10
股部萎缩	0~5

膝关节的活动范围

　　膝关节的主要运动方式为屈、伸运动，在半屈膝时还可以做旋转运动。膝关节屈伸范围最大，屈膝动作有 0°~130°。屈曲角度的各个水平阶段，对生活的影响不同。

❶ 屈曲度不少于 60°，在平坦道路上正常步行基本无影响。

❷ 屈曲灵活性不少于 90°，穿脱鞋袜及慢跑基本无影响。

❸ 屈曲灵活性不少于 110°，对上下正常高度台阶基本无影响。

❹ 屈曲灵活性不少于 120°，对蹲便基本无影响。

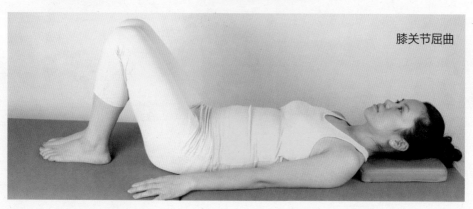

膝关节屈曲

膝盖的保养

膝关节很脆弱，平时要注重养护

俗话说"人老腿先老"，而膝盖又是腿上最先衰老的部位。膝盖活动范围大，结构特殊，使它们在外力作用下比髋关节和踝关节这些承重关节更脆弱，所以平时一定要注意养护。

膝盖的正常活动依赖于髌骨软骨、半月板、韧带和关节囊的协调合作。关节囊可以分泌润滑液，减少关节内部接触面的摩擦，但是随着年龄的增长，关节囊分泌润滑液的能力会越来越弱，关节软骨受到的摩擦力增加，软骨磨损速度大于软骨细胞的更新速度，且因人体随着年龄的增长，韧带、肌肉、肌腱的功能也会呈衰减趋势，所以中老年人的膝盖处于退化的趋势。如果不注意保养会出现膝盖老化、功能受限的问题。

预防膝盖老化，年龄越大越紧迫

30岁之前　膝盖处于发育和强健阶段，几乎不存在退化的可能，只要保证膝盖不受外伤就不会引起它的退化。

30岁以后　膝盖的髌骨软骨会因为润滑液的减少，而出现早期的轻度磨损，因髌骨软骨没有神经通过，不会引起明显的痛感，有的人甚至察觉不到，有的人只是出现膝盖酸胀。但此时就要认真预防膝盖退化了，一定不要从事剧烈运动，对膝关节的使用不能无所顾忌。如过度行走、负重过多等都要尽量避免。

40岁以后　膝盖内侧因所受到的重力较大，更易出现酸痛的症状，此时就一定要对关节进行保养了，少做负重运动，减肥，尽量减轻关节的压力，让关节退化速度减慢。

50岁以后　膝关节的胫骨、股骨表面软骨，髌骨软骨的表面均有磨损，骨关节炎已经出现，关节的使用越少越好，上下楼梯、爬山这样的运动最好不要再做了。如果痛感过大，可以使用拐杖，从而减小关节内的摩擦力，并积极做关节康复训练。

养成良好的生活习惯，有助于保养膝盖

❶ 以正确的姿势走路。日常行走时要和散步时的姿势一样，动作正确。穿宽松的鞋子，选择适合自己的鞋子，走路时要注意松紧适度。

❷ 走路不能太匆忙。步行时膝关节承受的重量是体重的 2~3 倍，跑步时为体重的 4~5 倍。因此，日常生活中，走路尽量不要过于匆忙。

❸ 运动前充分活动四肢。运动时不能勉强自己，运动后放松身体，从而缓解疲劳。

❹ 保持力的平衡。购物或旅行中最好将物品平均分放在两手中，使身体不倾斜，或者使用双肩包，这样能减少对一侧膝关节的磨损或加重患侧的疼痛感。

❺ 尽量用坐便代替蹲便。相对于蹲便，坐便对膝关节的压力大大减小，站立时最好有扶手或慢慢扶墙站起来。

❻ 注意天气变化。尤其是在寒湿天气中要做好身体保暖，避免受凉；夏季不宜在冷空气出口处待得过久，避免受凉气困扰，使用空调也不宜使室内温度过低。

❼ 膝盖疼痛时，禁止食用刺激性食物，如胡椒、咖喱、辣椒、煎烤等食物，否则也会使疼痛加剧。

❽ 科学运动。有规律做运动可以加强肌肉、肌腱和韧带的支持作用，从而保护关节，同时也能刺激软骨生长。

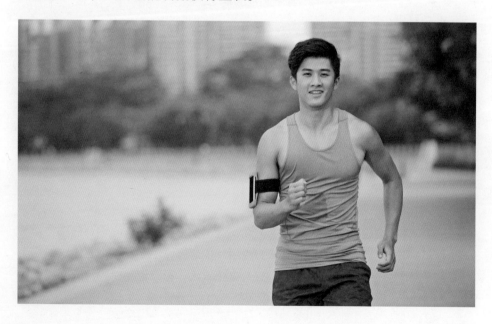

第一章

保养膝盖，自然疗法让你驻颜有术

膝盖的健康与否和肝肾的功能密不可分，肝肾健康，
在不受外伤的情况下，膝盖的功能就不容易出现问题。
肝肾好，人的容颜也会老得慢。
保养膝盖，留住青春，可从滋肝补肾入手。
这一章主要介绍一些养肝肾，间接强健膝盖的自然疗法。

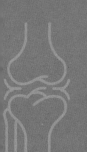

养膝盖，
首先要养好肝和肾

肝养好，膝盖才强健有力

中医认为，膝盖是否健康，与人的肝功能是否正常有很大的关系。肝主筋，肝养好，则筋骨强健，膝关节硬朗；肝血不足，则容易伤筋动骨，从而使膝盖受损伤。

◗ 肝主筋，养筋才能养膝盖

中医认为，人体的肌肉、肌腱、韧带、筋膜、腱鞘、滑囊、关节囊、神经和血管，甚至关节软骨、关节盂缘等都是人体的"筋"。膝盖为筋之府，组成膝盖的韧带、肌肉、肌腱、关节囊、关节软骨等组织都被肝所主，所以膝盖的健康与肝有着密切的关系。肝维护着膝盖处韧带、软骨、筋膜等的健康，所以养膝盖要先养好肝。

◗ 伤筋动骨，肝有可能气血失调

肝脏在人体中主藏血，调节人体各部分的供血量。当人在激动和剧烈运动时，人体各部分的血液需要量也就相应增加，人体的每个动作都是因为得到肝血的滋养才能完成。反过来，当筋骨发生损害时，血液流通不畅，瘀血就会流回肝中，导致新血不再生成，筋脉就得不到濡养。拿膝盖来说，韧带、关节囊等得不到肝血的濡养会产生萎缩，关节中的软骨组织得不到新血濡养，也会变得粗糙，运动时膝关节就会疼痛，失去灵活性。

> **小贴士**
>
> 清代吴谦《医宗金鉴》曰："凡跌打损坠堕之证，恶血留内，则不分何经，皆以肝为主，盖肝主血也，故败血凝滞，从其所属，必归于肝。"

肝内的血液既可以濡养自身，并制约肝的阳气而维持肝的阴阳平衡、气血和调，又可以防止出血。如果伤筋动骨，瘀血回归肝脏，肝内新血不再生，肝得不到新血濡养，肝的阴阳平衡就会失调，气血也不足，肝的健康也就受到伤害。

膝盖不健康，也会连累肝的气血失调。

肾养好，膝盖才不易受损伤

中医认为，肾主骨，即肾充养骨骼。如果肾精充足，人的骨质就会得到很好的滋养，骨骼发育就会良好，骨头就会坚固有力；如果肾精不足，骨骼就会失去滋养。

◗ 股骨、髌骨、胫骨与肾的关系

股骨、髌骨、胫骨是构成膝关节的骨骼，它们的健康与膝关节的健康是息息相关的。中医认为，肾主骨生髓，骨和髓的生长发育，与骨的功能有关。肾中藏精，精生骨髓，骨髓充实，骨骼强壮，则可以承受高负荷的运动。股骨、髌骨、胫骨的健康要依赖于肾精的不断滋养，才能强壮，强度大的运动也不至于让它们受伤，可以说肾精足是膝盖健康的基本保障。

◗ 膝盖的骨骼出问题，人容易肾虚

膝盖处的骨骼，确切说只要是骨骼发生问题，那么人体的自愈机制会发动起来修复它们，这时所耗费的就是肾精。肾精不足，就不能将其修复好。修复骨骼的过程要比维持骨骼的健康耗费更多的肾精，所以膝盖有损，肾也遭殃。

现在有很多人肾虚，与不注重养膝有一定的关系。

很多人年轻时不注重膝关节的保养，一直过度使用膝盖，或不知道如何健康使用膝盖，导致膝盖处的骨骼总是处于强负荷状态。为了维持膝盖的功能，就需要消耗大量肾精来维持骨骼的健康，长此下去很可能导致肾精亏虚。中老年不注重保养膝盖则后果更严重，不仅会让肾更虚，还会非常容易患上膝骨关节炎。

小贴士

膝盖是特别容易着凉的部位，湿寒特别容易从膝盖处侵入肾，湿寒为阴邪，最易伤肾。很多年轻人为了美观在寒冷的天气也穿得很薄，这样做不仅仅只是有点冷那么简单，还会让膝盖不再那么灵活，肾脏也在不知不觉中受伤。如果洗澡后不立即擦干，让身体自然风干，也特别容易导致湿寒之邪入膝。

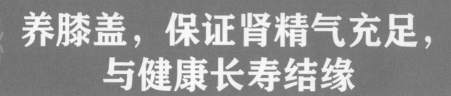

养膝盖，保证肾精气充足，与健康长寿结缘

护好腰可以间接保养膝盖

经常有患者感到腰膝酸软，腿没有劲，或是腰膝冷痛。其实这些腰膝症状都是肾阴虚和肾阳虚引起的。为什么要养好腰呢？是因为肾脏就处在人体的腰部，保护腰其实质就是保护肾不受伤。

养肾要护腰

肾脏是一对蚕豆形的实质性内脏，位于身体腹腔的后上部，在脊柱两旁，前面盖有腹膜，后面有强壮的腰部肌肉。一旦腰部受到伤害很可能会牵连到肾脏。另外，锻炼腰部的运动，也可以让肾得到有益的锻炼。肾好，膝盖自然受益。

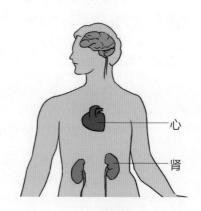

心

肾

摩擦腰部养肾最直接

可以保健肾脏的腰部运动有很多，最简单的就是用双掌摩擦左右肾所在的部位。这个动作不受场地限制，随时可以做，每次做 5~10 分钟。

带护腰带保暖腰部

护腰带对于腰部有很好的保护作用，尤其是对腰部不适、无力的人。护腰带不仅可以为腰部保暖，还可以在运动中保护腰部不受伤害，是简单效佳的补肾阳方法。

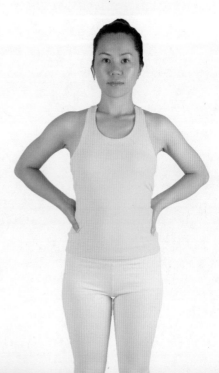

养膝盖，勤叩齿，补肾健骨的小妙招

❯古代大家推崇的养生法

叩齿养生法历来受到养生人士的推崇。早在唐代，大医学家也是养生大家的孙思邈主张每日清晨叩齿300下。宋代的著名词人苏东坡，也是叩齿养生法的追随者，他每日刚过夜半，即会起床，面朝东南，盘腿而坐，叩齿36下。还有清朝在位时间最长的乾隆皇帝，也信奉齿宜长叩。

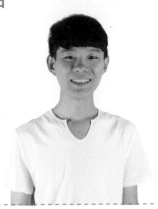

齿为肾之余，经常叩齿，不仅可以坚齿，还可以固摄肾气。叩齿虽然只是很平常的一个小动作，却有补肾养生的大功效。

保养肾气，不仅可以强健骨骼，增加膝盖处骨骼的坚韧性，还可以增强人体的免疫功能，既是对膝盖的间接保养，又能延缓衰老。

叩齿可以在任何闲暇时做，不拘于必须在晨起时。每次做多少次，因人而异。但要掌握好力度，不宜过大。叩齿产生的津液最好能吞下去，俗谚有云："口咽唾液三百口，保你活到九十九。"

❯叩齿的动作要领

❶ 先闭眼养神，1分钟就好。

❷ 嘴唇微闭，上下牙相叩。

❸ 叩齿后，用舌在口腔内搅动，用力要柔和自然，促进津液产生，然后徐徐咽下。

小贴士

对于牙齿有疾患的人，叩齿的力度太小，不仅无法固牙强肾，反而对牙齿的健康不利。那么是不是就要与这一效果显著的养生法失之交臂了呢？明代的杰出大医学家张介宾的做法，牙齿有疾患的人可参考借鉴。

张介宾认为，叩齿不是一种完美的方法，当他感觉自己的牙齿有些松动不坚时，就轻轻咬实，让牙齿慢慢咬紧，每日进行1~3次。他还主张，人在小便前要先咬紧牙，然后再小便。其用此二法，到晚年牙齿仍然很好，可见此二法有利于摄肾气、固肾精。

提肛补肾，膝盖不怕累

中医将肛门称为谷道，在"养生十六宜"中就提到了"谷道宜常提"。

提肛补肾法可以治疗早期内痔，提肛法还可以温和地按摩前列腺，对于前列腺增生有很好的辅助治疗作用，对肛裂、脱肛、子宫脱垂、尿频、尿失禁、下腹胀痛有一定的治疗作用。

随呼吸而做提肛动作，有利于体内气机升降，使气血更容易畅达周身，不仅仅对下腹部的器官有保健作用，对下肢的保健作用也很明显。经常做提肛的人，下肢更有劲，膝关节更不容易累，因为气血充足。

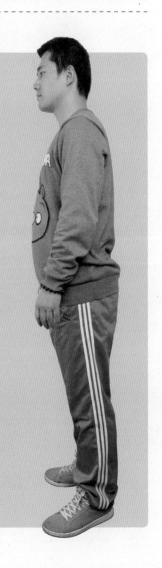

☽ 站式提肛操

❶ 两腿分开，与肩同宽，双臂放松，深呼吸一口气。

❷ 思想集中，收腹，慢慢呼气，同时向上收提肛门，屏住呼吸并保持收提肛门2~3秒，然后全身放松。

❸ 休息2~3秒后，再重复上述动作。如此反复10~20次，每日进行3~5遍。

☽ 坐式、卧式提肛操

❶ 坐着或躺在床上，全身放松，将臀部和大腿并拢，做深呼吸。

❷ 吸气时，持续提收肛门5秒，意念集中于会阴。

❸ 呼气时，肛门放松5秒。

一提一松为1次，如此重复20次，每日2~3遍。

鸣天鼓，调补肾元，让膝盖更健壮

鸣天鼓养生法可以调补肾元，强本固肾，对于耳鸣、耳聋、头晕、健忘等肾虚引发的衰老症状有很好的防治作用。肾开窍于耳，肾气足则听觉灵敏。脑为髓之海，肾生髓，肾气足，髓海足，自然也就头目清、强记忆。

肾元充足，膝盖的供能系统不出差，膝盖的骨组织就健壮无碍，出问题也只能是在受较大外力的情况下所导致的外伤。

☽ 鸣天鼓的操作法

❶ 选择安静处，站位或坐位均可，全身放松，颈项端正，下巴微收，保持头顶与地面平行，使督脉处于自然放松状态，便于它的畅通。

❷ 双掌相互摩擦到发热后，两手的食指、中指和无名指分别轻轻敲击脑后枕骨30次左右。敲击时用力要轻柔，以免声音太大，引起耳朵内外的局部不适。

备注：鸣天鼓时配合吞津法，效果更好。

☽ 食指封住耳道，养肾精，补充精力

用食指封住耳道，听耳中的声响，每次听的时间不限。也可听一会，手指快速离开，然后封住耳道，重复20次。

此法与鸣天鼓有异曲同功之妙，对于耳部有疾患的人，可以快速缓解症状；无疾患者，短期内会感觉精力更加充沛。

此外，休息时揉搓耳郭、按按后脑勺等，也可以强肾壮骨、保护听力。

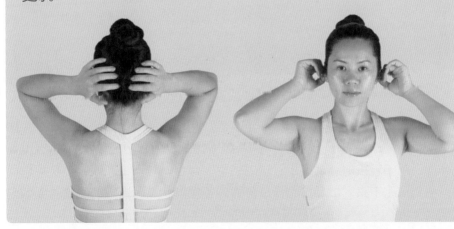

按摩太溪穴，肾阴肾阳一起补，膝盖不发软

太溪穴是人体的补穴之一，它是肾经上的原穴。这个穴位的经气充足，是肾经的经气源头，按摩此穴既可以补肾阴，又可以补肾阳。按一下这个穴位，如果有痛的感觉则基本可断定肾虚了。

太溪穴可以帮助人们了解自己是否肾虚了，还可以对肾虚引起的腰膝酸软、骨质增生、遗精、阳痿、耳聋、耳鸣、咽喉肿痛、牙痛、痛经、心胸痛等症有良好的调理作用。

❯ 按摩方法

坐在床上或椅子，屈膝，在足内踝尖与跟腱水平连线的凹陷处找到压痛点，每次按压30次以上，每日做1~2遍。

太溪穴

❯ 艾灸法

太溪穴可以生暖，体寒怕冷的人，用艾灸的方法更佳。可以采用隔姜灸或艾灸盒，每日1次，每次每穴10~15分钟。

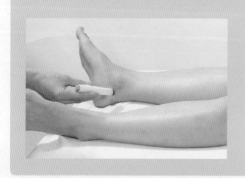
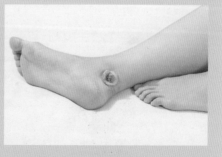

按揉太溪穴不痛并不代表肾一定不虚，相反有的人恰恰是肾太虚了，按这个穴位时根本没有什么感觉，一按这个穴位就凹陷下去了，局部的肌肉毫无弹性，用手轻按时脉动很小。这时就更要每日坚持按揉此穴，一直把它揉痛，把气血引下来，然后接着揉，再揉到不痛的状态，肾虚的症状就会得到根本的改善。因为气血已经引到脚底的涌泉穴了，肾经已经打通。

跳绳减肥健肾，减轻膝盖的压力

跳绳可以促进人体器官发育，有益于身心健康，且不受场地限制。跳绳是全身运动，能很好地促进血液循环，让肾脏得到充分的滋养，让肾气达到充盈的状态。另外，手握绳对拇指穴位的刺激，会大大增强脑细胞的活力，提高思维和想象力，也是一个健脑的好运动。

跳绳过程中腹部的各个器官都得到不同程度的按摩，使人的消化能力更好，且跳绳可以消耗大量的热量，对减肥非常有利。体重下来了，膝盖的压力也就减轻了。

跳绳前准备动作要做好，腕关节、肘关节、膝关节、踝关节都要活动开。可以进行弹跳高度为3~5厘米的弹跳练习，时间以2~3分钟为宜。

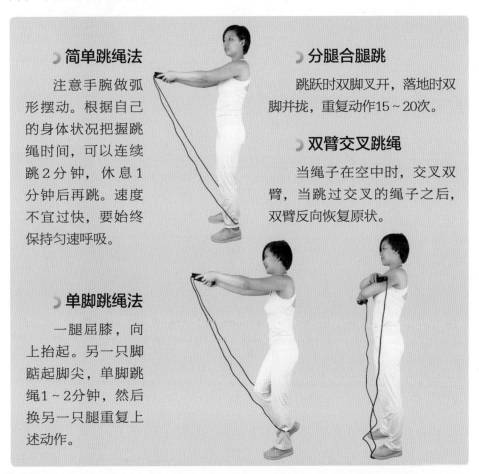

◗ 简单跳绳法

注意手腕做弧形摆动。根据自己的身体状况把握跳绳时间，可以连续跳2分钟，休息1分钟后再跳。速度不宜过快，要始终保持匀速呼吸。

◗ 单脚跳绳法

一腿屈膝，向上抬起。另一只脚踮起脚尖，单脚跳绳1~2分钟，然后换另一只腿重复上述动作。

◗ 分腿合腿跳

跳跃时双脚叉开，落地时双脚并拢，重复动作15~20次。

◗ 双臂交叉跳绳

当绳子在空中时，交叉双臂，当跳过交叉的绳子之后，双臂反向恢复原状。

跐脚，强精补肾阳，膝关节更稳定

跐脚是一种非常简单的运动，但它的功效却不容忽视。跐脚时人体腰部和腿部的膀胱经都会得到不同程度的牵拉，可以起到强精补肾阳的作用，对于小便不利、性欲减退有很好的改善作用。

跐脚时，腿部肌肉、肌腱、韧带会做相应的伸缩，可以提高它们的承受力，对于稳定膝关节很有帮助。

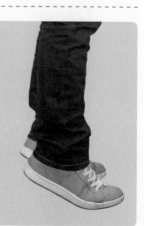

◗ 跐脚小便法

❶ 男性小便时，提起脚后跟，跐起脚尖，脚趾用力抓地，两脚并拢，提肛收腹，肩向下沉。每日5~6次，连续1~6个月。

❷ 女性小便时，在座蹲的同时，将第一脚趾和第二脚趾用力着地，跐一跐，抖一抖。每日5~6次，连续1~6个月。

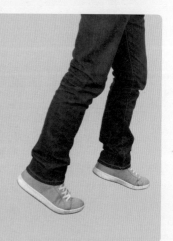

◗ 跐脚走路法

行走时，脚跟不着地，前脚掌着地，身体处于放松状态，保持自然的呼吸频率。

室内锻炼时可以光脚在地垫上行走，垫子不宜太厚，以免达不到刺激脚掌的目的。每次坚持10分钟。

室外练习可以穿一双软底运动鞋，在平地上行走10分钟左右即可。

小贴士

如果可以在鹅卵石上行走，则不必跐脚走路，正常行走也可以达到养肾的效果。

隐藏在瑜伽中的养肾健膝法

瑜伽是印度人创建的养身方法，它通过提升人的意识，帮助人体发挥潜能，讲究肢体动作与呼吸的协调配合。瑜伽的动作多种多样，这里我们就介绍保养肾脏的瑜伽，希望能帮助大家达到刺激肾脏、活化器官的目的。

☽ 听瑜伽冥想音乐，膝关节不知不觉受益

听瑜伽冥想音乐，可以让人的身心得到彻底的放松。身心疲惫、情绪和睡眠都不好时，每日早晨听 30 分钟的瑜伽冥想音乐，可以快速补充肾精，调节肝的疏泄功能，人体各种不适症状也会得到缓解。坐在椅子上或躺在床上冥想均可。

让肝与肾同时得到调理的冥想音乐，膝关节的骨骼和经筋也在不知不觉中受益，是最温和、最易行的养膝方法。

☽ 飞燕式瑜伽让关节更有力量

飞燕式瑜伽是俯卧位，人体自身的重量对腹部形成的压力可以按摩腹部循行的肾经和其他经脉，而且通过四肢向上伸展的力度形成对背部肌肉的挤压锻炼，从而起到滋肾强腰的目的。

双脚向上伸展和放松的过程，会使股四头肌和股二头肌都得到锻炼，使膝关节更有力量。

分步演示

❶ 俯卧，双脚自然分开。

❷ 吸气，双手和双脚同时向上伸展，臀部收紧，保持呼吸30 秒。

根据自己的体力，选择做的次数，刚开始练习者每次做 7 组（完成 1、2 两步为一组）就可以。

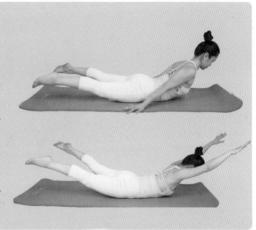

背部伸展前屈式瑜伽壮腰补膝

背部伸展前屈式瑜伽不仅充分锻炼了腰部肌肉，同时还在弯腰过程中加大膝关节中软骨与滑液之间的压力，且这个压力比较温和，既能促进关节软骨的物质代谢，又不会造成过度磨损。因此，这一式瑜伽有很好的壮腰补膝作用。

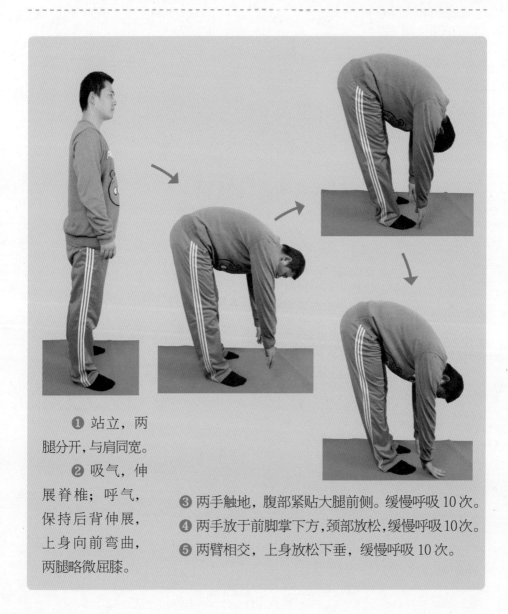

❶ 站立，两腿分开，与肩同宽。

❷ 吸气，伸展脊椎；呼气，保持后背伸展，上身向前弯曲，两腿略微屈膝。

❸ 两手触地，腹部紧贴大腿前侧。缓慢呼吸10次。

❹ 两手放于前脚掌下方，颈部放松，缓慢呼吸10次。

❺ 两臂相交，上身放松下垂，缓慢呼吸10次。

做体操，强肾壮腰膝

做体操可以通过动作将全身的气血调动起来，打通经脉，让身体内的气血顺畅地流动起来，从而达到强身健体的目的。

这套体操可以对肾经、肝经和膀胱经等多条经络起到锻炼作用，能够促进肝经、肾经的气血，畅通经络，可以让膝部得到更充足的气血供给，所以有很好的强腰壮膝效果。

❶ 两臂自然下垂，贴于裤缝，手指自然张开。

❷ 脚跟提起，连续呼吸9次不落地。

❸ 边吸气边弯腰，两手背逐渐向前转，至手接近地面时，虎口对脚踝，稍用力握成拳，此时确保气已吸足。

❹ 身体慢慢站直立，两手自然下垂，逐渐握紧，这个过程中始终憋着气。

❺ 身体立正后开始呼气，双臂外翻，掌心朝前，用两肘关节挤压软肋，身体和脚跟部用力上提，同时做提肛动作，把气全部呼出为止。

从第1到第5步全做完为1遍，每次做3～5遍。此套体操可以补肾固精，且能打通全身经络，对腰和膝盖有很好的保健作用。

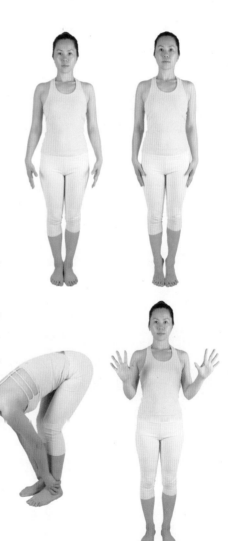

小贴士

膝关节疼痛严重者，弯腰时可以手扶椅子或其他物件，以减小膝盖的承受力；或者选择其他保健方法。

按摩命门穴，强腰膝固肾气

命门穴是人体督脉上的要穴，为人体长寿大穴。中医研究表明，命门之火就是人体阳气的本源，是生命活动的原动力，对人体内各脏腑有温煦的作用，对各脏腑的生理活动起着激发和推动的作用，是保证正常的新陈代谢和人体活动的根本。

经常刺激命门穴可强肾固本，温肾壮阳，强腰膝，固肾气，延缓人体衰老，并能疏通督脉上的气滞点，加强其与任脉的联系，促进真气在任督二脉上的运行；可以改善腰部虚冷疼痛、膝关节怕冷、尿频尿急、腹泻、遗精、早泄，以及女性虚寒性的月经不调、习惯性流产、手脚冰凉等症状。

取穴时，采用俯卧的姿势，命门穴在腰部，背后正中线上，第2腰椎棘突下凹陷处，与肚脐相平对的区域。指压时，有强烈的痛感。

❯ 方法1：捶打命门穴

取正坐、自然站立或自然走动3种姿势均可。

双手握拳，用虎口处适度捶打命门穴。每日早、晚各做1次，每次捶打81下。

❯ 方法2：指节按揉命门穴

右手或左手握拳，用中指掌指关节突起部（拳尖）抵在命门穴上，先顺时针方向压揉9次，再逆时针方向压揉9次，如此重复操作36次。

❯ 方法3：掌心按摩命门穴

用掌心对着命门穴按摩到发热再坚持3~5分钟。手掌心的劳宫穴是火穴，可以添加命门之火，壮大生命的火力。

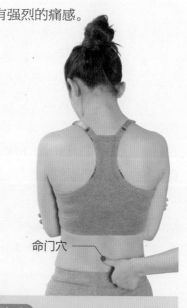

命门穴

小贴士

按摩命门穴配合按揉任脉上的神阙穴效果更好。神阙与命门分别为任督阴阳二脉上的阳穴，同时进行调理，可以通畅气血，调和人体的阴阳，养肾效果更佳。

蹲马步，养肾强筋提高膝盖功能

蹲马步是练习中华武术的基本桩步。一般都认为蹲马步是为了锻炼平稳能力，稳固下盘，其实蹲马步还有很好的养生功效。练武者身体都比较好，与蹲马步有很大关系。不练武者练习一下蹲马步，可以达到养肾壮腰、强筋补气、调节精气神的目的。蹲马步还可以改善和提高性能力。

蹲马步可以将气血引入大腿肌肉、膝关节及腰腹部、臀部、骨盆深部肌肉及腰腹中的肝和肾等器官，使肌肉和脏器、关节都得到充分的滋养，功能得到提升。

☽ 蹲马步的方法

❶ 两脚分开与肩同宽站立，挺胸收腹，上身应尽量挺直。

❷ 屈膝半蹲，眼睛平视前方，两臂前平举，好像双手握重物一样尽力前伸。

每日蹲 15 分钟即可，下蹲时膝盖不要超过脚尖，以免全身的重量都压在膝盖上。

☽ 注意事项

老年人最好不要长时间练习蹲马步，因为人年老以后肝肾功能下降，膝关节的功能也随之下降。蹲马步屈膝的时候，老年人的膝关节磨损得非常厉害，所以很脆弱，容易引起关节病变。

膝盖有问题的人不宜用此法健身，应选用膝盖轻负重或无负重的锻炼方法。

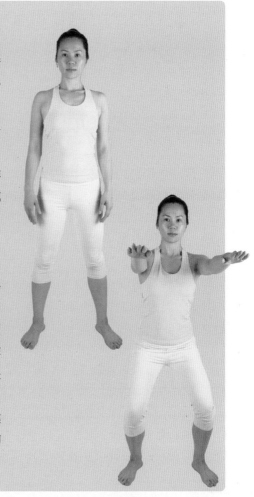

艾灸关元穴，为膝关节提动力

关元穴又称为下丹田，是男子藏精、女子蓄血之处，是人身上元阴、元阳的蓄积之处。关元穴是人体的保健要穴，长期施灸可使人元气充足。

元气是维持人体生命活动的基本物质与原动力，元气始于先天，藏在肾中，又依赖后天精气充养，主要功能是推动人体的生长和发育，温煦和激发脏腑、经络等组织器官的生理功能。元气与生俱来，随着时间的推移，它会逐渐减少，人就会呈现衰老的态势。

艾灸关元穴，可以调气加阳，补肾固精，延缓元气的衰退，减少疾病的发生，提高生命质量。

艾灸关元穴，能为膝关节的活动提供基本物质和动力，并能温通下肢，对风寒湿邪引发的下肢痛及关节疾病有很好的效果，对于膝关节炎也有一定的辅助治疗作用。

▶ 艾灸关元穴的方法

用艾条灸关元时，将艾条的一端点燃，对准穴位，距离皮肤2~3厘米。艾灸此穴一定要温而不烫，灸的时间要长，持续地温灸，达到热量内透，自觉腹内暖洋洋、热乎乎的，像融化般的舒适状态。灸到局部有红晕为度。每次20分钟左右，每日1次。为避免烫伤可以用艾灸盒。

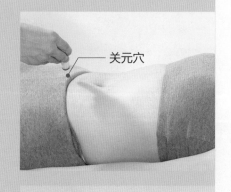

关元穴

小贴士

在艾灸期间，一定不要进食辛辣刺激性食物，不要过饥过饱，不要进行房事，饮食要清淡，保持心情愉悦，多到户外运动或散步。每日至少要保持30分钟的锻炼时间，才能达到更好的疗效。

▶ 注意事项

灸后当日需避风寒，保持情绪平稳，切忌生冷厚味，饮食宜素淡。施灸时如出现发热、口渴、起红疹、出汗、牙痛、耳鸣、全身不适等症状，可以多喝水，必要时停灸或隔日艾灸。

照顾涌泉穴，膝盖健康有保障

中医把脚看作人体的"第二心脏"，涌泉穴位于脚的中心。它在人体养生、防病、治病、保健等方面显示出显著的作用。人之先天根于肾，涌泉穴为肾经起始穴位。该穴气血如泉水之涌出，为精气之所发。因此，涌泉具有滋肾水、降虚火、镇静安神、健脾和胃、益肾利尿、舒肝明目、强筋健骨的作用。

艾灸或摩擦涌泉穴可以防治哮喘、失眠多梦、神经衰弱、头晕、头痛、高血压、耳聋、耳鸣、大便秘结等疾病，对于肝肾双亏引起的腰膝酸软无力、下肢痉挛、下肢瘫痪有很好的治疗作用。平时按摩涌泉穴能预防衰老，促进膝盖的健康。

找一条鹅卵石路，每日光脚在上面走 5 分钟，长期坚持，就会收到很好的养膝效果。因这个动作不仅按摩了涌泉穴，还锻炼了膝关节，且因人在鹅卵石上面的行走速度比较慢，而使膝关节受到的力度适中，从而不会增加膝关节的磨损。

脚部敏感的人可以用艾灸涌泉穴的方法来养膝延缓衰老，每次艾灸 15 分钟即可。

还可以用摩擦涌泉穴的方法，达到既不上火，又能强身健体的目的。以左手大小鱼际底端，紧贴右足涌泉穴皮肤，稍用力下压，持续进行往返摩擦，然后换右手擦左足涌泉穴。每日睡前、醒后各 1 次，可反复摩擦 30~50 次，以足心感到发热为度。

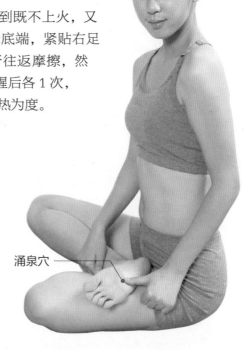

涌泉穴

小贴士

通过检验涌泉穴的灵敏性，可以了解人体的健康与否。常用的方法有两种：第一种是按摩法，按摩这个穴位，如果有酸胀感，说明身体是正常的；第二种是用艾条对准这个穴位，在 10～30 秒之内穴位处感到热，说明身体基本是健康的，否则，很可能是身体有疾患。

"吹"字诀养肾健身操，壮腰养膝

"冬吹肾水得平安"，是孙思邈的卫生歌之四季养生六字诀之一，是专门用来保养肾脏的。明代太医龚廷贤的《寿世保元》中也有"以吹字治肾气"的记载，可见"吹"字对肾脏有保养作用，是很受大医家推崇的。

做吹字诀健康操，可能对早泄、潮热盗汗、阳痿、遗精、头晕、耳鸣、健忘、目涩、牙齿动摇、脱发、子宫虚寒等肾脏病症有积极的防治作用。

只要合理运动，就可以达到强健身体的作用，如果再配合中医的养生理论及身体的局部运动，那么就可以更有目地地锻炼身体的某一脏或某一部位。吹字诀健身操在运动腰膝脚的同时，配合发出可以排肾中浊气的"吹"这字间，使肾阳得以温煦，中老年人常见的腰膝酸软也会得到很好的治疗。

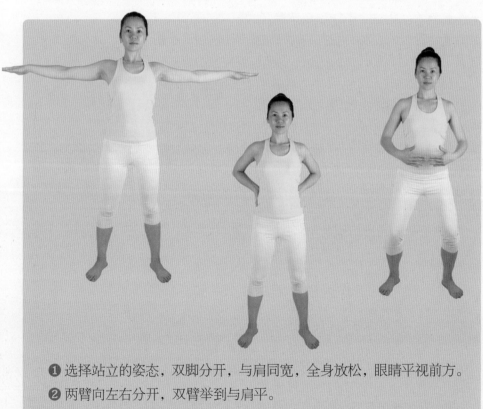

❶ 选择站立的姿态，双脚分开，与肩同宽，全身放松，眼睛平视前方。
❷ 两臂向左右分开，双臂举到与肩平。
❸ 两手掌向后运动至腰部，掌心轻贴腰眼，指尖斜向下，眼向前下方看。

④ 膝微屈，双掌向身前运动，环抱于腹前，掌心向内，指尖相对，约与脐平。两掌从腰部下滑时，口吐"吹"字音。

⑤ 两膝缓缓伸直，同时，双掌收至腹部轻抚，指尖斜向下，虎口相对。

⑥ 双掌从肚脐沿腰部向后摩擦。

⑦ 两掌至后腰部，掌心轻贴腰眼，指尖斜向下。

⑧ 微屈膝下蹲；同时，两掌向下沿腰骶、两大腿外侧下滑，后屈肘提臂环抱于腹前，掌心向内，指尖相对，约与脐平。

⑨ 重复4～8的动作，可连续做10次。

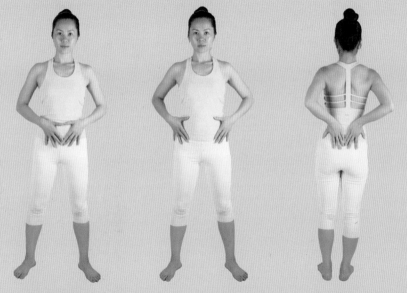

⊙ 注意事项

① 呼气时，嘴要撮起来，口型为两嘴角稍向后收，舌尖微微上翘并有向后收的趋势。

② 在做的时候，用腹式呼吸方式，先呼后吸，呼气时发音。

③ 做本页几个动作时，眼睛向前下方看。

④ 此养肾方法特别适合冬季用来保健肾脏，但是室内空气质量往往比较差，会让此法的保健效果打折扣，所以尽量在室外空气好时练习。但冬季室外比较冷，一定要注意保暖，尤其是身体不好或膝关节疼痛的人更要注意保暖。

保养膝盖，肝血足，
人更有精神

散步是最简单易行的养膝运动

散步是最常见的运动形式，几乎适合所有的人群。它简单，除1周岁以下的婴幼儿人人都会；它经济，不用花一分钱；它有效，健康工作者发现，散步是最适合防治疾病、健身养生的方法，尤其是对肥胖症、脂肪肝、高血压、高脂血症、糖尿病、骨质疏松、颈腰膝病、冠心病、脑卒中、便秘等慢性疾病都有很好的辅助治疗作用。

健康人坚持散步，可以有效提高肝功能，预防脂肪肝的发生。肝病患者散步可以改善肝功能，并能缓解因肝疏泄功能受损引发的急躁易怒、心烦失眠等症状，从而有利于肝病的康复。

《老老恒言》云"步主筋，步则筋舒而四肢健"，就是告诉我们走步可以养筋，而养筋就是养膝盖，也是养肝。

☽ 散步的方法

❶ 变向散步法要不断改变步行的方向，每个方向至少要走5米，手臂要摆动起来（自然摆动即可，不必太大力），要明确自己的行走方向，连续走10分钟以上，以微微出汗为度。

❷ 摩腹散步法散步时，两手掌按摩腹部，每走一步就按摩一周，正反方向交替进行。每分钟走40~60步，每次保持在5~10分钟。

小贴士

《遵生笺》曰："凡行步时，不得与人语。欲语须驻足，否则令人失气。"

养膝可从养肝"嘘"字功开始

"春嘘明目木扶肝",是孙思邈的卫生歌之四季养生六字诀的另一句,这一句告诉人们在春季养肝的方法。春天是养肝的最佳季节,春天是肝气最旺的季节,肝气过旺就容易上火,出现肝阴、肝血不足的状态,如双目干涩、食欲缺乏、消化不良、两眼干涩、头晕目眩、腰酸腿软等。尤其是老年人,这些症状表现得更加明显。这时就可以练一练老祖宗传下来的"嘘"字功。

"嘘"字功可以养肝平肝,对肝炎、肝硬化等肝病都有明显的改善作用。当然,肝好筋健,膝的健康自然差不了。

☽ "嘘"字功的练法

❶ 预备式,面朝东方站好,两脚分开,与肩同宽。抬头挺胸,目视前方。两手臂自然下垂,两腋虚空,肘微屈,两手掌轻靠于大腿外侧。

❷ 调呼吸,两腿微屈,收腹提肛,重心落于足跟上,脚趾轻触地面。吸气时用鼻,嘴要闭合,舌抵上腭,腹部隆起。呼吸要自然轻缓,用口将腹中气体全部呼净。其实也就是我们所说的腹式呼吸。尽量做到吸气时所用时间少于呼气时所用时间。

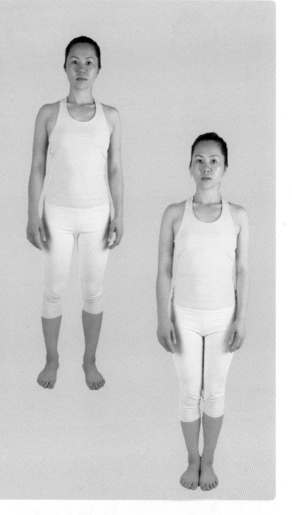

❸ 调整好呼吸后，两手慢慢上抬，此过程中掌心相对，缓缓举过头顶。

❹ 头缓慢地转向右侧，下巴微微抬起，上半身也随之向右侧转，转动过程中慢慢吸气，待转至右侧，头固定，两目怒睁，用力发长"嘘"字音，将气呼出去。

❺ 气呼完，双目恢复正常形态，将头慢慢转向左侧，下巴保持微抬的姿势不变，上半身随之向左侧转，转动过程中慢慢吸气，待转至左侧，头固定，两目怒睁，用力发长"嘘"字音，将气呼出。

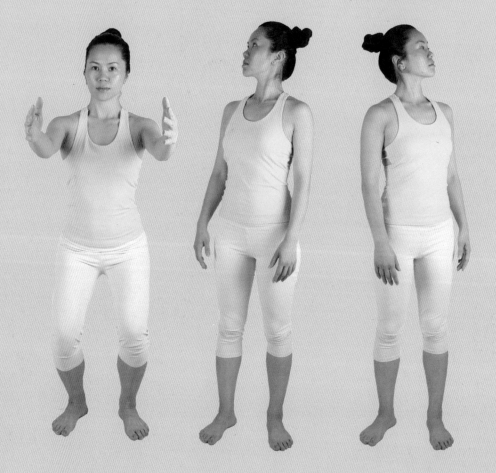

❻ 左右各做3次，共发"嘘"音6次。此后，两手打开，向身侧缓缓放下，自然下垂，两手掌轻靠于大腿外侧。

❼ 练完"嘘"字功，要调整气息，平定情绪，恢复正常呼吸。轻叩上下齿36次。在叩击过程中，口中生津，用力吞咽，感觉其下行至腹部丹田处。叩齿吞津可以补虚添精。练完"嘘"字功，叩齿吞津可将练功时的损耗添补上。

❽ "嘘"字功可以每日早、晚各练1次，春季练养生效果更佳。因为这个季节肝的活动是最活跃的，此时养肝事半功倍。

☽ 嘘字的发音要领

"嘘"字音 xū。发音要领是唇齿微开，嘴角向后用力，口型成"扁"状，槽牙上下平对，中留缝隙，舌尖放平，舌体微微后缩，槽牙与舌边亦有空隙。发声吐气时，气从槽牙间、舌两边的空隙中呼出体外。

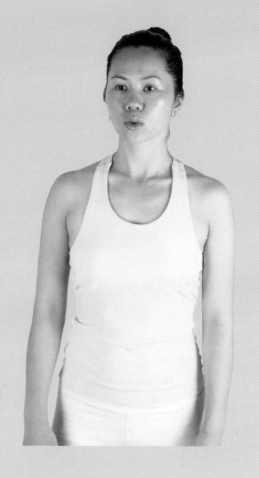

☽ "嘘"字功宜经常坚持

"嘘"字功宜每日早、晚各练1次。练"嘘"字功，不仅可以养肝明目，还可治眼疾、肝虚、肝火旺、肝大、肝硬化、食欲不振、消化不良、两眼干涩、头晕目眩等症。

小 贴 士

练功时要穿宽松的衣裤，精神一定要全面放松，气一定要呼尽。怒目扬眉这个动作一定要认真做。怒最伤肝，随着你的动作将积于体内的怒气注入目中，然后随着"嘘"音排出体外，从而保养你的肝脏。

简单养肝操，改善膝盖功能

越简单的养肝方法越适合肝脏有问题的人，因为肝病患者都是比较容易疲劳的。现在介绍一种简单易行的养肝操，健康人群、肝病患者和膝病患者都可以练习。

这套体操不仅能强肝，而且对膝盖的保养也非常有利，尤其是膝关节总是有僵硬感的人群，常做此操可以改善关节功能。

❶ 双脚自然站立，两脚距离约与肩同宽，两手握空拳置于腹部，双眼缓缓闭合，均匀呼吸 3~5 次。

❷ 双臂自然下垂，十指松开放在身体两侧，手心相对。

❸ 将一只脚向前迈一小步，并以脚尖点地，呼吸，一手置于胸前，另一手前后自然摆动，稍停片刻，收回脚；再换另一只脚向前迈一小步，同样以脚尖点地，呼吸。

❹ 如此反复 5~10 次，感觉身体微微发热，然后双眼睁开，结束运动。

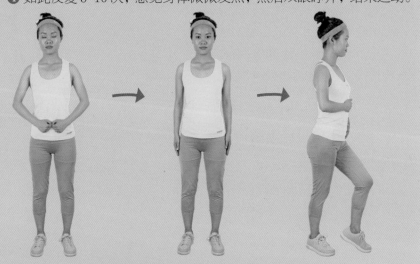

这套体操比较适合吃过午饭 1 小时后练习。

如果时间充裕，体力允许，还可以加上下面的动作。

❶ 双手慢慢摆动，将左手放至胯处，右手移至胸前。

❷ 抬起左脚向前迈一小步，呼吸后动作还原。

❸ 换右脚向前迈步，以身体感觉微微出汗为宜。

刺激太冲穴，养肝消气还健膝

太冲穴是肝经的原穴，原穴在调理经络所主脏腑上的作用非常大。因为原穴是经络所主脏腑元气经过和停留的地方，相当于该经的气血集聚地。刺激太冲穴可以将肝气调动起来，不仅可以平肝潜阳、清肝利胆，还有补肝的效果。补足肝经的元气，那么肝元气不足导致的一些疾病也就能不药而愈了。

人们有时会出现心情差、头晕、头痛、胁痛、腹胀、消化不良、下肢无力、下肢拘挛、膝股内侧痛等不适，此时刺激太冲穴就可以将这些问题解决掉。

● 推揉太冲穴可以消气

肝为风木之脏，喜条达而恶抑郁。只有肝气保持柔和舒畅，肝的疏泄和藏血生血功能才能正常得以施展，人体才能健康。但是在生活中，不如人意之事十之八九，常常有一些事让人怒发冲冠，也有一些事让人生闷气而抑郁不欢。而这两种情绪对肝气的升发有着很大的影响，不能及时疏解这两种情绪，久而久之就会对肝造成伤害。

《三国演义》中的诸葛亮三气周瑜和《说岳全传》中的牛皋气死金兀术的故事，是大怒伤肝的两个著名典故。这虽然是两个极端的情况，但是从中我们可以看到生气对人体的伤害。

如何将怒火释放出去呢？一种简单的方法就是推揉太冲穴。

❶ 在推揉太冲穴前，可以先用热水泡脚，让脚部的气血活跃起来。

❷ 逆着肝经的方向推揉太冲穴。就是从太冲穴向行间穴的方向推揉，每次按30秒后稍停片刻，以感到有酸胀感为佳。

这种做法不仅可以消气，还可以缓解感冒初起时引发的流涕、咽痛、周身不适等症状。女性月经不调、乳腺增生也可以按太冲穴来缓解和预防。

太冲穴 ——

刺激太冲穴可治四肢抽搐

太冲穴如果和手上的合谷穴配合还可以治疗因高热等原因引起的四肢抽搐。儿童发热惊厥时，易引发四肢抽搐，不及时止痉，对其健康非常不利。

还有一些孩子脾气特别大，一生气就哭个没完没了，泪为肝之液，泪流得太多了，就有损肝阴了。肝阴不足，筋失所养，它肯定要找人的麻烦了，那么明显的就是抽筋、四肢抽搐、发麻。这个时候，给孩子按按太冲穴，再按按合谷穴，就可以快速地解决四肢抽搐问题。

老年人也会有四肢抽搐的情况，有的患者每到晚上睡觉的时候就开始四肢抽搐，根本无法入睡。抽搐长期得不到控制，人的四肢功能会快速退化；睡眠不好，对健康的影响也非常严重。老年人如果不及时控制抽搐症状，会缩短寿命。这种情况其实就是肝血太虚导致的。

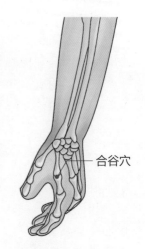

——合谷穴

中医上讲肝主筋，筋病与肝密切相关，抽搐这个症状在中医上一般认为是由肝血不足和肝风内动引起的，如果没有发热症状，那基本就可以断定是肝血不足引起的。因此，老年人晚上四肢抽搐，只要补足肝血。方法很简单，用笔管按压太冲穴，一定要按至酸胀的感觉才可以。有些人肝血太虚，开始怎么用力按都没有感觉，此时不要着急，就坚持每天按，慢慢就有感觉了。

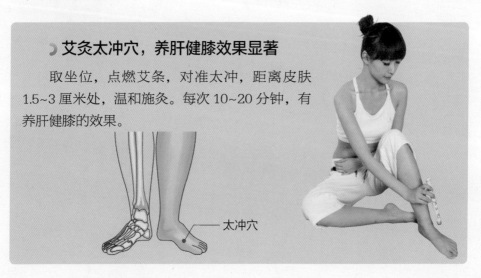

艾灸太冲穴，养肝健膝效果显著

取坐位，点燃艾条，对准太冲，距离皮肤1.5~3 厘米处，温和施灸。每次 10~20 分钟，有养肝健膝的效果。

——太冲穴

膝内侧痛太冲穴可帮大忙

膝盖内侧所承受的重量要比外侧多，膝关节内侧所受到压力和摩擦力要明显大于外侧，所以膝病患者大部分发生在膝盖的内侧。而太冲穴恰好是对膝内侧痛有显效的穴位。

在临床上治疗膝内侧痛，一般用针灸太冲穴的方法。

一般的患者，自己不敢下针，可以找一个比较尖的小棒或笔管等物品，对准太冲穴反复刺激。

同时刺激膝盖内侧的曲泉穴，以达到补肝血的目的。

然后轻轻按摩膝关节四周，可以快速缓解膝内侧痛。

此法对膝内侧副韧带损伤、内踝伤引发的疼痛均有明显止痛效果。

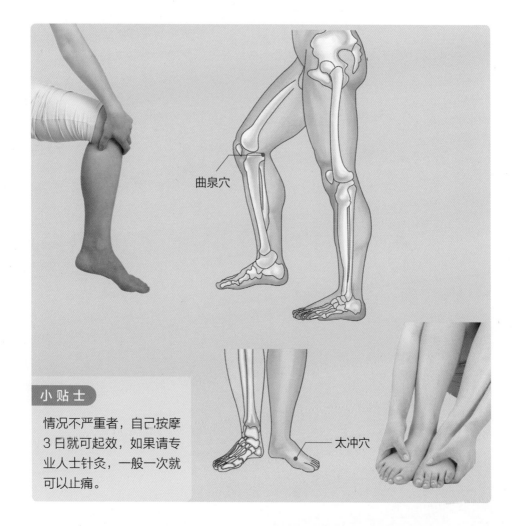

曲泉穴

太冲穴

小贴士

情况不严重者，自己按摩3日就可起效，如果请专业人士针灸，一般一次就可以止痛。

抻筋，养肝养膝随时进行

肝是人体最大的排毒器官，经脉畅通是肝的排毒功能得以发挥的保证。如果筋不舒展，经络的畅通就无从谈起。抻筋养生法，其实也可以说成是动态的养肝法。

抻筋让经络畅通起来，肝的疏泄功能正常，全身的气机升降正常，人体内的毒素就可以正常排出体外。人的坏情绪得到改善，人体内的有形固态垃圾不再停留在体内，人体自然就会健康起来，人也会越来越年轻。这是因为肝的排毒功能正常了，长斑、长痘、脱发、油脂过多、失眠等自然也就消失了，人肯定越活越精神。

在抻筋的过程中，得到锻炼最多的就是人体的筋，膝盖作为筋之府自然也是受益最多的。每一次运动，都是将气血引向筋的一个动态过程。在不断得到气血滋养的情况下，膝盖功能当然会越来越强，所以说抻筋养膝又养肝。

抻筋的方法多种多样，这里给大家推荐两套简单的抻筋方法。

❥ 第一套动作要领

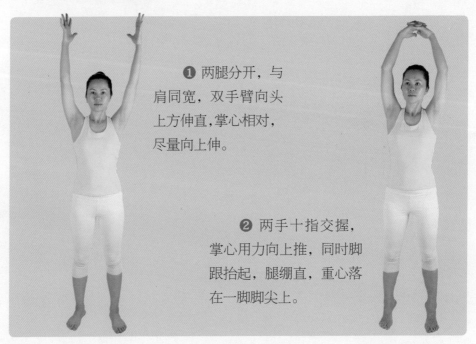

❶ 两腿分开，与肩同宽，双手臂向头上方伸直，掌心相对，尽量向上伸。

❷ 两手十指交握，掌心用力向上推，同时脚跟抬起，腿绷直，重心落在一脚脚尖上。

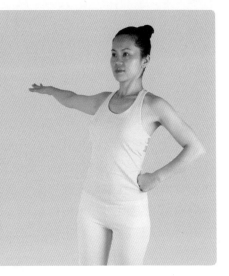

❸ 双脚着地，一只手臂屈曲，握拳，挂在腰间；另一只手臂伸直尽力向身体对侧用力，身体随着手臂的力度，向一侧弯曲。

❹ 将第3步反向做一次。

这套动作每日坚持做5～10分钟就可以起到很好的养肝抻筋作用。这套动作是将全身的经筋全抻一抻，对每一个人都比较适用。且动作比较温和，不易引起受伤。

❭ 第二套动作要领

这一套动作比较适合下肢动作比较少的人做，尤其是每日坐在电脑前的上班族。上班族每日坐着办公，腿部的气血严重受阻，通过做这套主要针对下肢的抻筋动作，可以很好地改善下肢的供血情况。

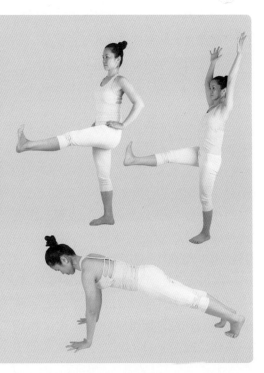

❶ 站姿，一条腿尽量上抬，这一过程中，两条腿要保持伸直状态。平衡性不好的人可以手扶墙、椅子等。抬到最高程度，保持3秒，放下，换另一条腿。

❷ 做原地高抬腿高举手的踏步运动。手臂要举过顶，膝要抬至与腰平齐。连续做10次。

❸ 做俯身动作，腿不能弯曲，连续做5～10次。

刮肝经，养肝减肥，减轻膝盖压力

　　肝是人体最大的消化器官，脂肪、蛋白质、碳水化合物都要经过肝的代谢才能为人体所利用，所以肝对人体的健康有非常重要的影响。例如，脂肪不能正常代谢，要么囤积在肝内，造成脂肪肝；要么囤积在人体的躯干，造成肥胖；或者滞留在血液中，造成高脂血症。无论囤积在哪里都对人体的健康构成很大的威胁。保证肝的功能正常，可以从肝经入手。

- -

　　肝经是调节肝功能的主要经络，在日常生活中经常刮刮肝经可以活血生精、通络养筋，达到调理情绪、减轻体重、塑形美体的目的。可以说刮肝经既可以促进膝盖处气血流畅，又可以减轻膝盖的压力，是一个很好的养膝方法。

- -

　　一般我们说刮肝经主要是刮大腿这部分的肝经，尤其大腿内侧有赘肉的人，更适合刮肝经来消除。肝经在大腿上的部分很好找，只要做一个劈叉的动作，然后在大腿根部分找到一条硬筋，顺着这条硬筋往下就能找到肝经。盘腿坐时肝经就在大腿向上的正面。

　　刮肝经不一定非得用刮痧板来刮，用手掌根从大腿根部刮到膝盖附近，刮300下。刮的时候可以沾一点凡士林或护肤乳，减少刮痧的阻力，以免造成皮肤损伤。

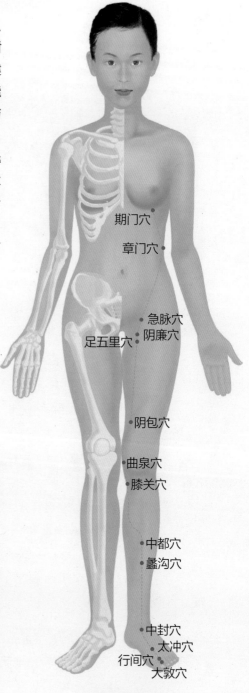

期门穴
章门穴
急脉穴
阴廉穴
足五里穴
阴包穴
曲泉穴
膝关穴
中都穴
蠡沟穴
中封穴
太冲穴
行间穴
大敦穴

足厥阴肝经图

对肝经的位置不用过于纠结，因为与之相邻的是脾经和肾经，如果被刮到也可以促进腿上赘肉的去除，只是效果可能会差一点。

刮肝经有几点一定要注意，否则不仅没起到保健养生的作用，反而将肝火刮旺了，本来健康的人反而不舒服了。

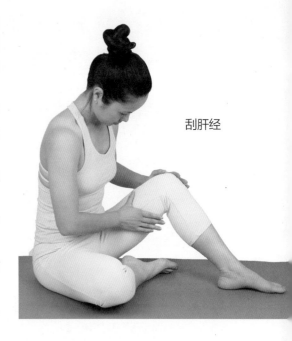

刮肝经

❶ 刮肝经不要在晚上刮，尤其是晚上 11 点以后，否则会引起失眠。

❷ 刮完肝经，最好能按一下太冲穴，以免肝火过旺，人上火。

❸ 气血不足的人，不要刮肝经，会导致气血更加虚弱。

❹ 刮肝经前后都要多喝一些热水，以促进排毒。

❺ 吃完饭 1 小时后再刮，刮完要注意保暖，以免寒湿之毒入侵。

❻ 不要同时刺激多个经络，气血太分散，反而效果不好。

对于上身部分的肝经，用手掌顺着肝经往下的部分摩擦就可以，或者直接只按摩肝胆所在的区域就可以达到活跃肝部气血、保养肝脏的目的。

刮肝经可以促进肝脏的消化能力，所以对脂肪肝、高脂血症、肥胖的人很有用。刮肝经对于心情不好、情绪起伏比较大的人也非常适用。

刮肝经时刺激膝盖部位的膝膑韧带和股四头肌，可以促进此肌肉和所连接肌腱的健康。股四头肌对膝盖的功能有非常重要的影响，并且膝盖一旦受伤，要依靠锻炼股四头肌来促进膝盖功能的恢复。

肝经上比较好操作的部分还有地筋，它是肝经的一部分，位于脚底，肝气不舒、脾气急躁，肝郁易哭，肝脏有疾患的人地筋比正常人的要硬。我们要做的就是将它揉软，以改善肝脏的健康状况。在每晚泡脚后按揉效果更好。找地筋的方法很简单，只要将大脚趾往脚背侧弯，脚底绷起的那根筋就是地筋。

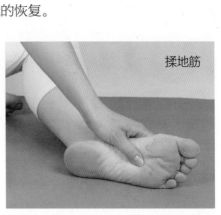

揉地筋

常按三阴交穴，肾肝脾同补，膝部气血更充足

"三阴交"是足太阴脾经、足少阴肾经、足厥阴肝经交会之处，按摩此穴不仅可以补肾养肝，还可健脾益血。现在的女性因为要兼顾家庭和工作，很多人经常出现这样那样的亚健康状态，甚至与许多妇科病"结缘"。日常多按按三阴交穴，将肝、肾、脾统一调理一下，对增补人体的气血有帮助，可以远离亚健康和妇科病，使人的容颜更加靓丽。因为气血补足了，人的肤色和精神都处于最佳状态，所以这是比任何化妆品都有效的美容方法，且男女都适用。

> 三阴交穴可以同时养肝、脾、肾三脏，肝、肾可以滋补膝盖，脾又可以为肝、肾提供后天之养，所以按摩这个穴位，可以使膝部的气血更充足。

❥ 三阴交穴位的位置

三阴交穴在脚内踝尖上3寸，胫骨内侧缘后方。取穴时，可四指并拢，小指放在对侧内踝尖上，食指与胫骨内侧面后缘交界处为此穴。有病时按揉该穴会很痛、非常敏感。

❥ 按摩方法

按摩时一只手的四根手指握住小腿下端，拇指屈曲垂直按在三阴交穴上，以拇指端有节奏地一紧一松用力按压，适当配合按揉动作，使之有阵阵酸胀麻感，且麻感放射至膝盖和足跟部位。做完一侧换另一侧，每日早、晚各按摩1次，每次约3分钟。此法还可以缓解肾绞痛。

❥ 注意事项

按摩三阴交穴有引发流产的危险，所以孕妇不能按摩此穴。

月经期不宜强烈刺激三阴交穴，否则起经血增多。

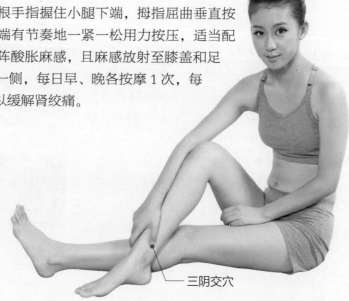

三阴交穴

第二章

保养膝盖，食物帮你延缓衰老

保养膝盖，可以减缓衰老的速度。
除了按摩、艾灸和运动疗法，
每天我们都离不了的食物也可以助大家一臂之力。
这一章将对膝关节有直接保养作用和通过养肝肾
间接强健膝盖的食物给大家做详细介绍。

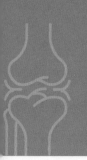

补肾养肝食物，
养膝壮骨好帮手

中医认为，肾主骨，肝主筋，要想膝关节健壮，养好肝肾二脏很重要。平时常吃一些养肝补肾的食物，可养护膝关节，强健骨骼。

肾主骨，肾精充足膝关节强壮

"肾主骨"即肾充养骨骼。古籍《素问·六节脏象论》中提到："肾者……其充在骨。"肾有掌控骨骼生长的功能，如果肾精充足，人的膝关节就会坚固；如果肾精不足，膝关节就会变得柔弱无力。中医认为，保养膝关节可常吃一些补肾食物，有补肾壮骨的功效。

补肾食物	功效	补肾食物	功效
黑豆	养肾补虚，乌发养膝	核桃	助肾脏排毒，改善腰膝酸软
黑芝麻	补肝肾，抗衰老	葡萄	益肝肾，强筋骨
山药	补肾涩精，养护五脏	鳝鱼	强筋骨，补虚损

肝主筋，肝血充足膝关节灵活

中医认为，肝藏血，主筋。人体的膝关节能否灵活运动，有赖于身体肌腱和筋膜的收缩弛张。筋脉松弛、伸缩有度，膝关节才会灵活自如。一个人的肝脏功能好，肝血充盈，身体肌腱和韧带等组织才会得到滋养，膝关节才会强壮，行动才会自如。养护膝关节，可以常吃一些补肝血食物。

补肝血食物	功效	补肝血食物	功效
芹菜	平肝养膝，利水消肿	猪肝	补肝血，强壮骨骼
青豆	补肝养胃，强筋骨	枸杞	肝肾同补，养护膝关节
山楂	抗衰，强膝	乌鸡	滋阴养肝，活血强筋

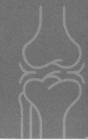

补钙养膝食物，壮骨又防衰

每个人都需要钙

钙参与骨骼的构成

钙是人体含量最多的矿物质，正常成人的含钙量是1000~1200克，相当于体重的1.5%~2.0%，有99%的钙存在于骨骼和牙齿中。钙在骨骼的构成中有非常重要的角色。

特定人群注意补钙

人体骨骼的生长、代谢过程，包括骨吸收和骨重建。在成年之前骨吸收远远

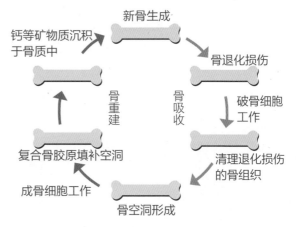

骨的新陈代谢循环示意图
（完成一个代谢周期要3~4个月）

小于骨重建的速度，为骨的生长期。健康成年人，骨吸收与骨重建持平，骨钙还在持续增加，在35~40岁，单位体积内的骨钙含量达到峰值。此后骨重建明显减弱，骨骼中的钙质丢失加速，尤其是绝经后妇女和老年男性骨钙丢失更严重。因此，这类人更要及时补钙，以维护骨骼和健康，防止骨质疏松。

缺钙使人易衰老

钙还是人体内200多种酶的激活剂，有极其重要的生理作用，是人体器官正常运转不可缺少的营养元素。99%的钙存在于骨骼和牙齿中，剩下的1%分布在血液、细胞间液及软组织中。因为钙参与的生理活动比较多，所以一旦缺乏，人体会出现各种不适，如骨质疏松、心律失常、血管硬化、水肿、肌肉痉挛、高血压、失眠等。

补钙食品如何选择

▶ 奶和奶制品

奶和奶制品钙含量高，且牛奶中的乳糖和维生素 D、氨基酸都能促进钙的吸收，是补钙的首选食物。每日喝 250 毫升牛奶，就可以补充成人每日钙需要量的 1/3 左右。牛奶应作为补钙必选食物，乳糖不耐受者可以饮用酸奶。

▶ 绿色蔬菜，尤其是绿叶菜

多吃绿色蔬菜，部分绿叶菜的钙含量非常高，甚至比牛奶的钙含量还高，特别有益于骨骼健康。绿色蔬菜尤其是绿叶菜每日不少于 250 克进食量是最科学的，既补了钙又补充了人体所需的多种维生素。

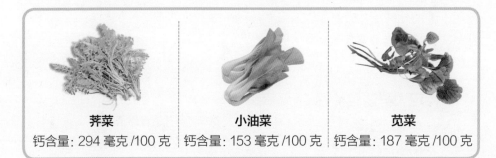

荠菜	小油菜	苋菜
钙含量：294 毫克 /100 克	钙含量：153 毫克 /100 克	钙含量：187 毫克 /100 克

▶ 大豆制品

大豆制品中的钙含量也比较高，每日吃 40 克大豆或相应量的豆制品，可以促进人体摄取一定量的植物性优质蛋白，对人体健康非常有利。大豆在加工过程中会去除大部分的草酸，所以大豆制品是补钙的佳品，只吃大豆补钙效果要差一些。其中豆腐品质最佳，其中钙人体吸收率最高。

▶ 其他

芝麻、小鱼、小虾等含钙量也非常高，但因每日食用量有限，只能作为备选食材。自家的白开水也是一个钙的来源，虽然含量不是很高，但我们每日的饮水量比较大，从水中摄入的钙量也是比较可观的。尽量不喝或少喝纯净水，把握每一个补钙的机会。

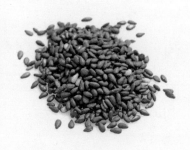

补钙要掌握好量，不同人群量不同

补钙要控制好量，不同的人对钙的需要量不同，要有针对性地确定自己的补钙量。《中国居民膳食指南》中指出，钙的成人可耐受的最高摄入量为每日 2000 毫克。建议补钙者摄入量以每日 1600 毫克为宜。

大量服用钙可能导致钙中毒，如高钙血、严重的肾损伤与钙的骨骼外沉积，尤其是维生素 D 缺乏的人，更容易发生钙中毒。

❯ 不同年龄的人钙的参考摄入量 （单位：毫克 / 日）

年龄阶段	EAR	RNI/AI	UL
0 岁~	—	200（AI）	1000
0.5 岁~	—	350（AI）	1500
1 岁~	400	500	1500
4 岁~	500	600	2000
7 岁~	650	800	2000
9 岁~	800	1000	2000
12 岁~	850	1000	2000
15 岁~	800	1000	2000
18 岁~	650	800	2000
孕早期	+0	+0	2000
孕中期	+0	+0	2000
孕晚期	+0	+0	2000
乳母期	+0	+0	2000

注: EAR 指平均需要量，RNI 是推荐摄入量，AI 是适宜摄入量，UL 是可耐受最高摄入量。
参考 2023 版《中国居民膳食营养素参考摄入量》编制。

❯ 钙中毒的症状

分类	症状
运动系统	肌肉疲劳、肌张力减低、乏力
神经系统	嗜睡、意识不清，甚至昏迷
泌尿系统	烦渴、多尿
消化系统	厌食、恶心、呕吐、便秘

❯ 如何预防钙中毒

钙中毒一般都是大量食用补钙剂造成的。如果的确缺钙，使用补钙剂的时候一定要遵医嘱，不可自己随便乱吃，更不能随便加大食用量。钙缺乏不严重的人，尽量采取食疗补钙的方法，这可在一定程度上避免了钙中毒。当然如果平时多运动，常晒太阳，不偏食，不盲目减肥，让自己根本不用特别补钙，才是最好的预防方法。

影响钙吸收的因素

并不是摄入了足够量的钙，人体就不会缺钙了。许多膳食因素会对钙的吸收产生影响，如一些食物中含有的草酸、植酸等物质会影响到钙的吸收量。在补钙的过程中一定要考虑到这些因素，才能有效地补充钙质，缓解各种缺钙症状。

❯ 补钙尤其要注意补充维生素 D

维生素 D 为固醇类衍生物，又叫骨化醇。维生素 D 与人体骨骼形成和发育有着不可分割的联系。当血钙水平下降时，维生素 D 能促进小肠钙吸收，促进肾小管对钙的重吸收；对钙、磷代谢及小儿骨骼生长有重要影响，能促进钙、磷在小肠内吸收，其代谢活性物质能促进肾小管对钙、磷的吸收。因此，补钙时一定要注意补充维生素 D。

富含维生素 D 的食物

鱼肝和鱼油维生素 D 含量最丰富；蛋黄、乳牛肉、黄油和咸水鱼如鲱鱼、鲑鱼和沙丁鱼维生素 D 含量相对较高；动物肝，以及强化了维生素 A、维生素 D 的奶制品，维生素 D 含量都比较高。

> **小贴士**
>
> 补充维生素 D，可以不只依靠食物或补充剂，每日晒一会太阳也能补充维生素 D。

❯ 维生素 D 过量也会引起中毒

维生素 D 是脂溶性维生素，如果食用过量，特别容易在人体中堆积，引起中毒，所以补维生素 D 一定要遵医嘱。

维生素 D 摄入过量引起的中毒症状

分类	症状
消化系统	食欲减退、厌食、恶心、呕吐、腹泻、便秘
泌尿系统	尿频、夜尿、尿液管型
神经系统	烦渴、多汗、烦躁、哭闹、精神不振、精神抑郁、头痛、昏迷、惊厥
运动系统	肌张力低下、运动失调

维生素 D 的每日正常摄取量

维生素 D 的摄入量在 65 岁之前，每日摄入 10 微克即可；65 岁之后，每日摄入 15 微克。

含草酸、植酸多的食物阻碍钙吸收

许多蔬菜中含有草酸，这种物质与钙结合生成草酸钙，不能被人体吸收利用；大部分谷物中含有植酸，尤其是种皮部分植酸含量最高，植酸与人体内的钙等矿物质结合会形成络合物，使钙等矿物质不能被人体吸收和利用。补钙时这类食物要少吃或采取相应的措施，减少它们对钙吸收的影响。

含草酸比较多的食物		含植酸比较多的食物
蒜苗	小白菜	麦麸
绿葱	毛豆	黄豆
茭白	菜豆	全玉米
大蒜	大白菜	马铃薯
葡萄	甘蓝	巧克力
青椒	香菜	全小麦
糙米	油菜	全糯米
菠菜	韭菜	米糠

植酸含量多的食物这样吃

植酸含量高的谷物，如面粉类可以采用发酵的办法破坏掉其所含的植酸。谷米类在补钙期间则尽量吃精加工的，减少植酸的摄入量。对于种皮中损失掉的大量维生素和矿物质、膳食纤维，可通过食用其他食物来补充。因同时减少了膳食纤维的摄入量，也适合钙和其他矿物质的吸收。

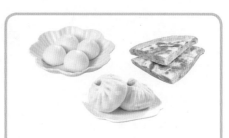

馒头、发面饼、发面包子中，植酸被破坏掉了，补钙时，可以多吃这类面食。

补肾养膝食物，
助你青春长驻

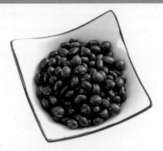

适宜摄入量：每日 40 克。
性味 • 性平，味甘。
归经 • 归脾、肾经。

蛋白质	36 克
脂肪	15.9 克
碳水化合物	33.6 克
膳食纤维	10.2 克
维生素 E	17.36 毫克
维生素 B_2	0.33 毫克
钙	224 毫克
硒	6.79 微克

每 100 克可食部分营养素含量

养膝补肾作用

"黑豆乃肾之谷"，有活血、利水、祛风、清热解毒、滋养补血、补虚乌发的功能，吃黑豆对膝盖积水、红肿有一定的食疗作用。

黑豆
滋养补血，补虚乌发

❯ 其他功效

黑豆中的微量元素含量很高，可以延缓人体衰老，降低胆固醇，预防心脑血管疾病的发生。黑豆中的异黄酮是一种植物雌激素，能预防乳腺癌、前列腺癌及老年性骨质疏松症。

❯ 食用窍门

黑豆不易煮烂，食用前最好用水浸泡几个小时，浸泡水不要丢掉，以免有益成分丢失。

❯ 养生巧搭配

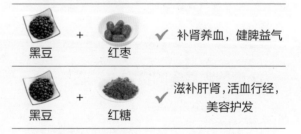

黑豆	+	红枣	✔	补肾养血，健脾益气
黑豆	+	红糖	✔	滋补肝肾，活血行经，美容护发

❯ 适用人群

一般人均可食用，尤其适合妊娠水肿腰痛或腰膝酸软、四肢麻痹者食用。

❏补肾养膝食疗方

黑豆红枣豆浆 　补肾养血，健脾益气

原料　黑豆 100 克，红枣 50 克。

做法

1　把黑豆和红枣浸泡一晚。
2　把两种原料放入豆浆机，加适量水搅打成浆即可。

> **小贴士**
>
> 黑豆泡涨后，有些皮会掉落，一定不要扔掉。黑豆皮中含有大量的花青素，这种物质对于改善高血压、高脂血症、糖尿病症状有益。

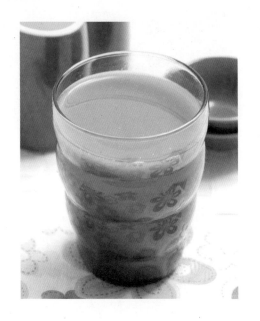

黑豆乌鸡汤 　滋补肝肾，养血降脂

原料　乌鸡 1 只，黑豆 200 克，红枣 5 枚，枸杞子 20 克，姜 20 克，料酒少许，盐适量。

做法

1　乌鸡洗干净，切块。将乌鸡块下沸水锅焯水，捞出用凉水冲洗干净过凉。
2　黑豆洗干净，控干水分。把锅洗干净，擦干烧热，放入黑豆炒至豆皮开裂，盛出。
3　姜切片，红枣洗干净，取出枣核。
4　所有食材放入砂锅加适量水，大火烧开后，改为小火再煮 60 分钟。

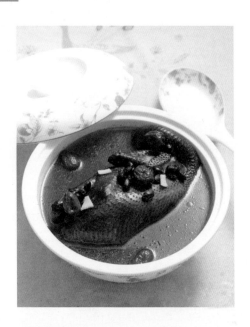

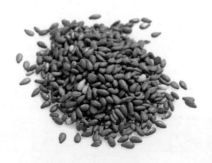

黑芝麻

补肝肾，滋五脏

适宜摄入量：每日15克。
性味 • 性平，味甘。
归经 • 归脾、胃、肝、肾经。

蛋白质	19.1 克
脂肪	46.1 克
碳水化合物	24 克
膳食纤维	14 克
维生素 E	50.4 毫克
烟酸	5.9 毫克
镁	290 毫克
钙	780 毫克

每 100 克可食部分营养素含量

养膝补肾作用

黑芝麻富含的维生素 E 有抗氧化作用，有利于维持肾脏健康；所含的镁能提高精子的活力，增强男性生育能力。中医认为，黑芝麻具有填精益髓的功效，不仅可以有效补充人体精血，还具有良好的抗衰老作用。

❯ 其他功效

黑芝麻所含的脂肪酸85%～90%为不饱和脂肪酸，其中亚油酸和油酸各占一半，易被人体吸收且为人体所必需。必需脂肪酸能够防止动脉中胆固醇的沉积，促进脂肪分解消耗，同时预防脂肪蓄积。黑芝麻中维生素E含量丰富，能够净化血液。

❯ 食用窍门

黑芝麻的外皮营养很丰富，但不易消化，食用时宜将其碾碎，更有助于营养的吸收。

❯ 养生巧搭配

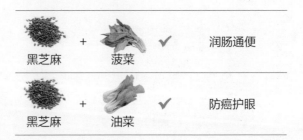

黑芝麻	+ 菠菜	✔	润肠通便
黑芝麻	+ 油菜	✔	防癌护眼

❯ 适用人群

由肝肾不足所致的眩晕、眼花、视物不清、腰酸腿软、耳鸣耳聋、发枯发落、头发早白之人适宜食用，贫血、高脂血症、高血压、老年哮喘、肺结核、痔疮、习惯性便秘者也适宜食用。

❐ 补肾养膝食疗方

枸杞黑芝麻粥 `滋阴补肾`

原料　黑芝麻 30 克，枸杞子 15 克，大米 100 克，糖桂花、冰糖各适量。

做法

1 枸杞子洗净，黑芝麻碾碎。

2 锅中加适量水，煮开后，放入大米、黑芝麻。

3 用小火将粥煮得黏稠后，放入冰糖和枸杞子，再煮 15 分钟即可。

4 食用时，浇上 1 勺糖桂花。

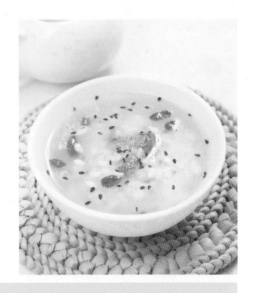

`小 贴 士`

黑芝麻的外壁不易消化，碾碎后可以促进其被人体吸收，或者用除黑芝麻外的食材来煮粥，粥熟后，加入半勺黑芝麻酱。

黑芝麻枸杞煲牛肉 `滋养肝肾`

原料　牛肉 600 克，黑芝麻 10 克，枸杞子 15 克，花生油 8 克，水豆粉 15 克，料酒、酱油、盐各适量。

做法

1 牛肉洗净，切片，放入碗中，加入料酒、酱油、花生油、水豆粉腌制入味。

2 黑芝麻用水洗净，放入热锅中，用小火迅速炒匀，待炒出香味，即盛出碾碎备用。

3 枸杞子洗净，与牛肉片、黑芝麻一起放入砂煲中，加沸水适量，大火烧开后，转小火继续煲 4 小时，放入盐即成。

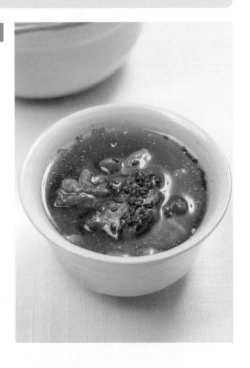

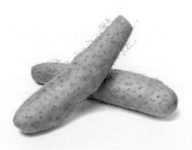

山药

补肾涩精，滋补脏器

适宜摄入量：每日 80 克。

性味 • 性平，味甘。

归经 • 归脾、肺、肾经。

蛋白质	1.9 克
脂肪	0.2 克
碳水化合物	12.4 克
β-胡萝卜素	13.6 微克
维生素 C	5 毫克
维生素 E	0.24 毫克
维生素 B_2	0.02 毫克
烟酸	0.3 毫克
镁	20 毫克

每 100 克可食部分营养素含量

养膝补肾作用

中医认为，山药有补脾养胃、生津益肺、补肾涩精的功效，经常食用可以增强肾脏的排毒功能。李时珍曾指出山药"益肾气，健脾胃"。

其他功效

山药含有丰富的水溶性纤维黏质、胆碱、淀粉、多酚氧化酶。所含薯蓣皂，为天然的植物性激素，可促进细胞的新陈代谢，改善体质。所含黏液蛋白、胆碱、淀粉、多种氨基酸，可提升人体的免疫力，改善血液循环，保持血管弹性，预防动脉硬化。所含元素锗，可以抑制癌细胞转移或增殖，有防癌效果。

食用窍门

削皮的山药可放在醋中，以防止变色。山药皮会使皮肤过敏，所以削山药皮的时候最好戴上手套。制作山药泥时，将山药洗净，再煮熟去皮，这样山药洁白如玉。

养生巧搭配

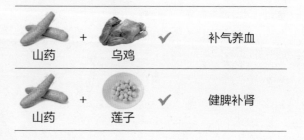

山药	+	乌鸡	✔	补气养血
山药	+	莲子	✔	健脾补肾

适用人群

一般人均可食用，尤其适合久咳久泻者、糖尿病患者、更年期妇女食用。

❭补肾养膝食疗方

山药乌鸡锅 补肝肾，益气血，退虚热

原料 乌鸡1只，山药500克，枸杞子15克，盐3克，葱段、姜片各适量。

做法

1 山药去皮洗净，切片；枸杞子泡洗干净；乌鸡宰杀去内脏洗净，焯烫后捞出，冲洗干净。

2 煲锅内加适量清水煮沸，放入乌鸡、姜片、葱段，大火煮沸。

3 改小火再煲约1小时后，加山药煮20分钟，加枸杞子续煲10分钟，加盐调味即可。

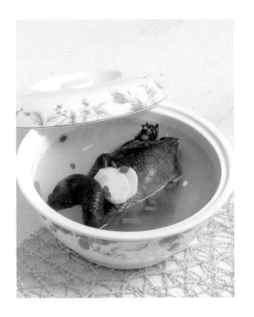

山药羊肉粥 温补脾肾，益胃固肠

原料 鲜山药100克，羊肉100克，大米100克。

做法

1 将鲜山药洗净去皮，切成小碎块。

2 羊肉洗净，切碎，入沸水中煮半分钟去膻味。

3 大米洗净，与羊肉一起入锅，加适量水煮沸。

4 加入山药块，煮至山药熟即可。

小贴士

羊肉水煮去膻味时，可以在锅中加入姜片或少量的白酒，去味效果更佳。

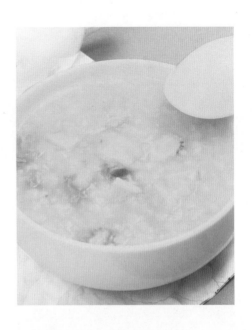

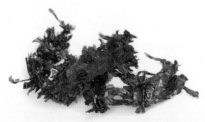

紫菜
滋阴养肾，补钙

适宜摄入量：每日 15 克。
性味 • 性寒，味甘、咸。
归经 • 肺、脾、膀胱。

蛋白质	26.7 克
脂肪	1.1 克
碳水化合物	44.1 克
膳食纤维	21.6 克
β-胡萝卜素	1370 微克
烟酸	7.3 毫克
镁	105 毫克
钙	264 毫克
硒	7.22 微克

每 100 克可食部分营养素含量

养膝补肾作用

紫菜有化痰软坚、清热利尿、补肾养心、降低血压、促进人体代谢等多种作用。紫菜中大量的钙、镁可以强化骨骼，促进膝盖的健康。

其他功效

紫菜富含胆碱，能增强记忆，而且含有一定量的甘露醇，可辅助治疗水肿。紫菜富含二十碳五烯酸（EPA）和二十二碳六烯酸（DHA），可以预防人体衰老；还含有大量牛磺酸，可以降低有害胆固醇及保护肝脏。紫菜的膳食纤维含量非常高，能促进有害物质和多余脂肪排出体外。

食用窍门

紫菜不宜久煮，否则口感会过于软烂，影响食欲，因此煲汤不要超过 10 分钟。油炸油炒时，更有利于对紫菜中碘的吸收，因碘易溶于油，而不易溶于水。

养生巧搭配

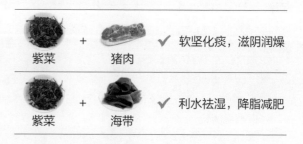

紫菜 + 猪肉 ✔ 软坚化痰，滋阴润燥

紫菜 + 海带 ✔ 利水祛湿，降脂减肥

适用人群

一般人均可食用，尤其适合甲状腺肿、水肿、慢性支气管炎、咳嗽、淋病、脚气、高血压、肾虚耳鸣等患者食用。

❯ 补肾养膝食疗方

紫菜蛋花汤 `滋阴养肾，补钙降压`

原料 紫菜 10 克，鸡蛋 1 个，葱花、
　　　芝麻油、盐、植物油各适量。

做法

1　鸡蛋磕入碗中打散搅匀。

2　将紫菜用清水泡发，并换一两次水，
　　以清除污染物。然后撕碎放入碗中。

3　炒锅置火上，倒植物油烧热，加入
　　葱花炝香，放适量水烧开，淋入鸡
　　蛋液。

4　待蛋花浮起时，加盐、芝麻油调味
　　起锅，倒入放紫菜的碗中即可。

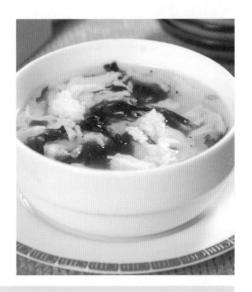

小贴士

如紫菜泡发后呈蓝紫色，说明该紫菜已受污染，不可食用。

紫菜豆腐汤 `补肾养心，健脾利湿，补钙`

原料 紫菜 10 克、鸡蛋 1 个，葱花、
　　　芝麻油、盐各适量。

做法

1　紫菜洗净，撕成小片；豆腐切成条状。

2　锅内加入清水，用中火烧沸。

3　加入紫菜、豆腐，待水沸后加入盐
　　和芝麻油调味即可出锅食用。

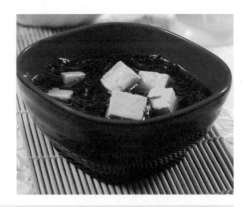

小贴士

本汤痛风性关节炎患者、尿酸高的人不宜食用。

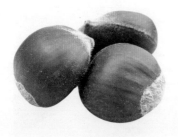

板栗

补肾益气，强筋壮骨

适宜摄入量：每日 7~10 个。
性味 • 性温，味甘。
归经 • 归肾、脾、胃经。

蛋白质	4.2 克
脂肪	0.7 克
碳水化合物	42.2 克
膳食纤维	1.7 克
β-胡萝卜素	190 微克
维生素 C	24 毫克
维生素 E	4.56 毫克
镁	40 毫克
锌	0.57 毫克
硒	1.13 微克

每 100 克可食部分营养素含量

养膝补肾作用

板栗有健脾和胃、补肾益气、止血消肿、强筋壮骨的作用。板栗含有丰富的维生素 C、钙，能强壮骨骼，缓解膝痛，改善膝关节肿胀。

❯ 其他功效

板栗含有核黄素，对口腔溃疡有辅助治疗和调理作用。板栗中的维生素 E 能提高参与胆固醇分解代谢的酶的活性，促进脂质分解、代谢，有助于胆固醇的转运与排泄，使血脂稳定；能够净化血液，降低血液中的低密度脂蛋白的浓度。

❯ 食用窍门

给板栗去皮可以用冰箱冷冻法，即将板栗煮熟冷却后，放入冰箱内冷冻 2 小时，这样剥起来既快，板栗肉又完整。

❯ 养生巧搭配

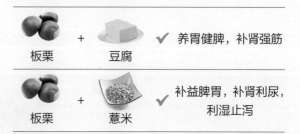

板栗　＋　豆腐　　✔ 养胃健脾，补肾强筋

板栗　＋　薏米　　✔ 补益脾胃，补肾利尿，利湿止泻

❯ 适用人群

一般人均可食用，尤其适合腰酸腰痛、腿脚无力、小便频数、老年气管炎性咳喘、内寒泄泻、高血压、冠心病、动脉硬化、骨质疏松患者食用，也适合饮食少、身体瘦弱的儿童食用。

❯补肾养膝食疗方

蜜三果　健脾益肾，止咳

原料　板栗、白果各 100 克，山楂、白糖各 250 克，蜂蜜、芝麻油、桂花酱、碱粉各适量。

做法

1 山楂煮至半熟后，去皮、核；板栗煮熟，剥去外壳；白果去外皮，用温碱水洗净，放入开水锅中，用小火稍煮后捞出。

2 将白果、板栗放入盘中，加入清水适量，上笼蒸至熟透，取出。

3 锅置火上，放入芝麻油、白糖，炒至浅红色，加适量清水，倒入山楂、板栗、白果、蜂蜜。大火煮沸后，转小火慢熬，待汤汁变稠时加入桂花酱，淋上芝麻油即可。

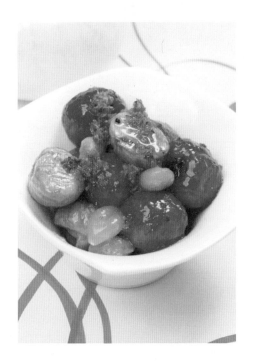

板栗煨鲤鱼　补益脾胃，利尿消肿

原料　鲤鱼 1 条（1000 克左右），板栗 400 克，茯苓 15 克，葱末、姜丝、大蒜各 20 克，盐、酱油、红糖、植物油各适量。

做法

1 鲤鱼治净；板栗煮熟，去壳；茯苓洗净。

2 将鲤鱼用葱末、盐、酱油、红糖等调料腌渍 30 分钟，再将大蒜、茯苓、姜丝塞入鱼腹内。

3 锅置火上，倒植物油烧热，放鲤鱼炸至微黄捞出，将板栗入油锅炸熟。

4 锅内注入适量清水，水沸后放入鲤鱼及板栗，炖熟。

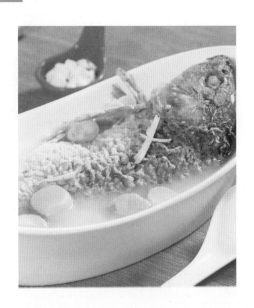

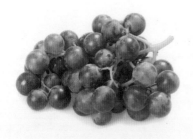

葡萄
改善腰腿酸痛和水肿

适宜摄入量：每日 250 克。
性味 • 性平，味甘、酸。
归经 • 归肺、脾、肾经。

蛋白质	0.5 克
脂肪	0.2 克
碳水化合物	10.3 克
膳食纤维	0.4 克
β-胡萝卜素	50 微克
维生素 C	25 毫克
维生素 E	0.7 毫克
烟酸	0.2 毫克
镁	8 毫克

每 100 克可食部分营养素含量

养膝补肾作用

葡萄有补气血、益肝肾、生津液、强筋骨的功效，对肝肾阴虚引起的膝软骨痛有很好的改善作用。

其他功效

葡萄含有大量的花青素，花青素可以保护动脉血管内壁，增强动脉、静脉和毛细血管弹性，松弛血管。葡萄中的维生素 C 可以清洁、软化血管。

食用窍门

吃完葡萄不宜马上饮水，最好间隔半小时以上，否则易引起腹泻。

葡萄皮和葡萄籽中含有大量营养物质，尤其是花青素的含量更高，对于无污染的葡萄皮一定要吃掉，而葡萄籽可以与果肉打成汁饮用，以冲淡它的苦涩味道。

养生巧搭配

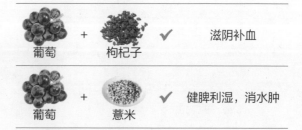

葡萄 + 枸杞子 ✔ 滋阴补血

葡萄 + 薏米 ✔ 健脾利湿，消水肿

适用人群

一般人均可食用，尤其适合过敏体质、贫血、神经衰弱、腰腿病、咳嗽者食用。

❱ 补肾养膝食疗方

茼蒿草莓葡萄汁 健脾开胃，清热去火

原料 草莓 100 克，茼蒿 200 克，葡萄 200 克，蜂蜜适量。

做法

1. 茼蒿洗净，去根，用沸水焯烫一下，捞出凉凉，切段。
2. 葡萄洗净，切碎；草莓去蒂，洗净，切碎。
3. 将所有材料放入果汁机中，加入适量饮用水打成汁，加蜂蜜调味即可。

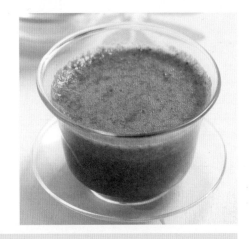

> **小贴士**
>
> 此食疗方尤其适合肾虚引起的高血压、高脂血症患者食用。

木瓜葡萄汤 舒筋活络，祛风止痛

原料 葡萄 200 克，木瓜 150 克，冰糖适量。

做法

1. 将木瓜用适量清水润透并洗净，切成薄片；葡萄去皮，洗净；冰糖研碎成屑。
2. 锅置火上，加入适量清水，将木瓜、葡萄放入锅内，用大火烧沸，再用小火煮 25 分钟后，加入冰糖搅匀即可。

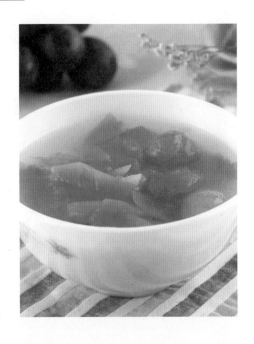

> **小贴士**
>
> 此汤特别适合风湿骨痛、贫血的患者食用。血糖高者则不宜食用。

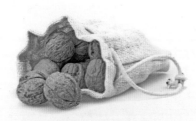

核桃

补血养气，补肾填精

适宜摄入量: 每日 30 克。
性味 • 性温，味甘。
归经 • 归肺、肝、肾经。

蛋白质	14.9 克
脂肪	58.5 克
碳水化合物	19.1 克
膳食纤维	9.5 克
维生素 E	43.21 毫克
镁	131 毫克
锌	2.17 毫克
硒	4.62 微克
锰	3.44 毫克

每 100 克可食部分营养素含量

养膝补肾作用

中医认为，核桃有补血养气、补肾填精、止咳平喘、润燥通便等功效，适用于虚寒喘嗽、腰痛脚弱、阳痿、遗精、须发早白、尿路结石、小便频数、大便燥结等症。

其他功效

核桃仁含有较多的不饱和脂肪酸，能滋养脑细胞，增强脑功能。核桃仁含有大量维生素 E，经常食用有润肌肤、乌须发的作用。核桃还含有大量的镁，不仅能引起血管扩张，还能减少应激诱导的去甲肾上腺素的释放，降低高血压。

食用窍门

巧取核桃仁：先将核桃蒸 5 分钟左右，再放入冷水中浸泡 3 分钟，然后捞出来用锤子在核桃四周轻轻敲打，破壳后就能取出完整核桃仁。

养生巧搭配

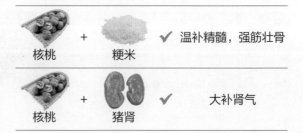

核桃 + 粳米 ✔ 温补精髓，强筋壮骨

核桃 + 猪肾 ✔ 大补肾气

适用人群

一般人均可食用，尤其适合高血压、高脂血症、动脉硬化、冠心病、神经衰弱、尿频、咳嗽、肾虚、食欲缺乏、腰膝酸软、气管炎、气喘、神经衰弱、便秘者食用。

肺脓肿、慢性肠炎患者忌食。

❱ 补肾养膝食疗方

核桃鸡丁 健脾开胃，清热去火

原料 鸡胸肉 200 克，核桃仁 30 克，
西蓝花 100 克，料酒 10 毫升，
盐 3 克，植物油适量。

做法

1 鸡胸肉去皮，洗净，切丁，加料酒、
盐拌匀，腌 15 分钟；核桃仁烤熟，
放凉；西蓝花洗净，切小朵，焯水。

2 炒锅置火上，倒入植物油烧热，下
腌渍后的鸡胸肉炒至变色，放入核
桃仁、西蓝花，加盐炒匀即可。

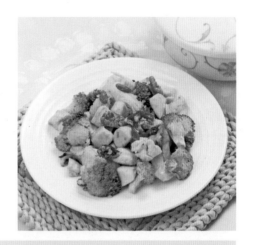

小贴士

剥核桃仁时，不要将包裹的褐色外皮去掉，以免造成营养损失。

枸杞核桃米糊 补气血，强腰膝

原料 大米 50 克，黄豆 30 克，核桃仁
25 克，枸杞子 10 克，冰糖 15 克。

做法

1 大米淘洗干净，用清水浸泡 2 小时；
黄豆洗净，浸泡 8~12 小时；枸杞子
洗净，泡软。

2 将所有食材倒入全自动豆浆机中，
加水至上、下水位线之间，按下
"五谷"键，煮至豆浆机提示米糊做
好，加入冰糖搅拌至化开即可。

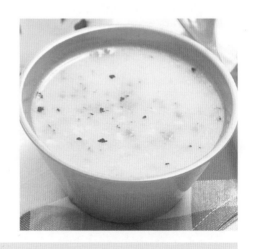

小贴士

经常食用本方可以提高肾功能，对预防泌尿系统不适也有一定效果。

养护膝盖，警惕肾精气不足引发的衰老症状

养膝有利于保证肾精充足，这样也能保证膝盖的骨质组织得到足够的精气滋养，肾的精气足，人体也会年轻健康。肾的精气不足，不仅膝盖的功能易退化，还会出现其他一些衰老症状。

怕冷、夜尿增多

即使在夏天四肢末端也是凉的，且夜尿比较多，同时还有腰膝酸痛、神疲倦怠、少气懒言、口淡不渴等症状，这是肾阳亏虚的表现。要及时调理，否则五更泄泻、腹痛腹胀也会找上门来。

肾阳虚者宜用下面这些食材来温补肾阳，缓解上述症状。

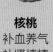
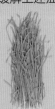

核桃
补血养气
补肾填精

韭菜
和中下气
补肾益阳

板栗
养胃健脾
壮腰补肾

头晕目眩、耳鸣

出现头晕目眩、耳鸣的症状不仅是肾虚，肝也有些虚了。肾开窍于耳，耳部的问题与肾有着最直接的关联。肾主生髓，脑为髓海，髓海不充的人就会出现头晕的症状。肝血虚，肝风上扰也会出现头晕目眩的症状。

性功能障碍

阳痿、早泄、遗精、滑精、性欲减退都是肾虚的症状，男性出现这些症状一定要赶紧调理一下肾脏。按摩命门穴，可以强腰膝、固肾气（参见第 44 页）。

小贴士

即使还没有发现膝盖不适，只要出现上述衰老症状，就要将膝盖的保养重视起来，尤其是中老年人，如果此时还不重视膝盖保养，已经虚了的肾不能很好地滋养膝盖，一些轻微的内在和外在因素都会对膝盖造成更大的损伤。

更年期提前到来

女性一旦进入更年期会有经期不正常、烘热汗出、脾气暴躁、五心烦热、两颧发红等症状。如果还未到 40 岁，就出现了以上症状，说明肾精衰退加快了。通过食用下列食物可以缓解上述症状。

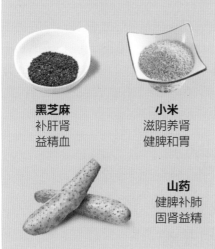

黑芝麻
补肝肾
益精血

小米
滋阴养肾
健脾和胃

山药
健脾补肺
固肾益精

头发早白

从中医理论来讲，头发白与肾有着密切的关系。肾生骨、生髓，其华在发。肾气不足头发的光泽程度就差。年轻人，肾气足，头发光亮顺滑，中老年人则开始长白发，且头发的光泽度也会大不如前。如果年龄未超过 50 岁，白发就颇多，说明肾气虚了。

腰痛

肾脏的位置在腰部的脊柱两侧，所以肾脏有病时会感到腰痛。腰痛根源在于肾虚，轻者难以弯腰或直立，重者出现足跟疼痛、腰部乏力等症状。体力负担过重或从事同一固定姿势的工作（使用电脑、开车等），久之会损伤肾气，导致肾精不足。

水肿

如果不是因为饮水太多或者睡眠时间过长、过于肥胖等原因导致眼睑、脸部、小腿等部位出现稍微的水肿，那就可能是肾出了问题，要及时就医。同时，在饮食中增加下面这些食物的摄入量，以利水消肿。

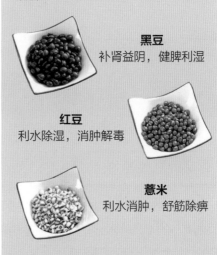

黑豆
补肾益阴，健脾利湿

红豆
利水除湿，消肿解毒

薏米
利水消肿，舒筋除痹

滋肝养膝食物，
让你容颜不老

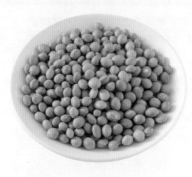

适宜摄入量：每日100克。
性味 • 性平，味甘。
归经 • 归脾、大肠经。

蛋白质	34.5 克
脂肪	16.0 克
碳水化合物	35.4 克
膳食纤维	12.6 克
β-胡萝卜素	790 微克
维生素 E	10.1 微克
磷	395 毫克
钙	200 毫克

每 100 克可食部分营养素含量

养膝补肝作用

青豆有补肝养胃、强筋骨等功效。

青豆
补肝，强筋骨

❯ 其他功效

青豆含有多种氨基酸，能提高人体的免疫力。青豆还含有蛋白酶抑制素，能有效抑制癌细胞的扩散，具有预防癌症的功效。此外，青豆含有的异黄酮，能让衰老的皮肤恢复弹性，有效延缓更年期的各种症状。

❯ 食用窍门

吃煮青豆时，将青豆煮熟后，在汤中浸泡一夜，再入锅中煮沸，然后食用，味道会更好。

❯ 养生巧搭配

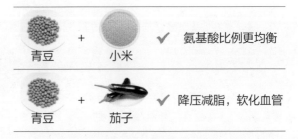

青豆 ＋ 小米 ✔ 氨基酸比例更均衡

青豆 ＋ 茄子 ✔ 降压减脂，软化血管

❯ 适用人群

一般人均可食用，尤其适合更年期妇女、糖尿病和心血管病患者食用。青豆对脑力工作者和减肥者也非常适合。

青豆虾仁 平肝补肾，降脂

原料 干青豆100克，干虾仁200克，植物油4克，葱花、花椒粉、盐、水淀粉各适量。

做法

1 干青豆提前用凉水浸泡8～12小时；干虾仁泡发后洗净。

2 炒锅内加油，待烧至七成热，加葱花、花椒粉炒出香味，倒入青豆，加适量水炖熟。

3 加入虾仁炒熟，用盐调味，水淀粉勾芡。

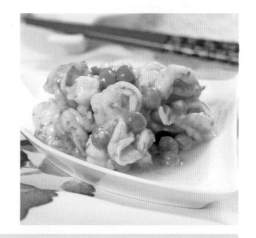

小贴士

此食疗方适合膝软无力、血脂高、头发早白的人食用。

莲藕小米青豆豆浆 养阴清热，健脾

原料 干青豆50克，小米20克，莲藕30克，蜂蜜适量。

做法

1 干青豆用凉水浸泡10~12小时，洗净；小米洗净，浸泡2小时；莲藕去皮，洗净，切丁。

2 将1中的食材倒入豆浆机中，加水至上、下水位线之间，按下"豆浆"键，煮至豆浆机提示豆浆做好，过滤后凉至温热，加蜂蜜搅拌均匀即可。

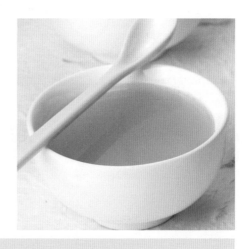

小贴士

此食疗方适合肢体酸软、水肿、高血压、高脂血症、膝关节炎患者食用。

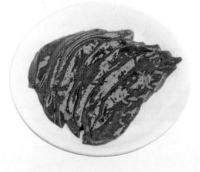

适宜摄入量：每日200克，
一周不要超过两次。
性味 • 性温，味甘、苦。
归经 • 归肝经。

蛋白质	19.3 克
脂肪	3.5 克
碳水化合物	5.0 克
胆固醇	288 毫克
维生素 A	4972 微克
维生素 C	20 毫克
维生素 B$_2$	2.1 毫克
硒	19.2 微克

每 100 克可食部分营养素含量

猪肝

以脏补脏

▶其他功效

猪肝含有大量的硒和维生素 A，这两种物质是强抗氧化物质，可以防止人体内组织的过度氧化，且硒和维生素 C 还有很好的抗癌作用。猪肝含有丰富的铁，是补血佳品。猪肝中富含蛋白质、卵磷脂和微量元素，有利于儿童的智力发育和身体发育。猪肝中大量的维生素 A 有利于保护眼睛。

▶食用窍门

猪肝在食用前，要切成片在清水中浸泡，时间尽量长一点，多换几次水，以清除可溶性的有毒物质。猪肝所含的主要营养素是不溶于水的，所以泡的时间长一点不会造成营养损失。

▶养生巧搭配

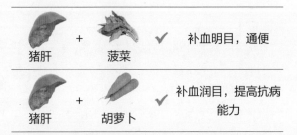

猪肝	+ 菠菜	✔ 补血明目，通便
猪肝	+ 胡萝卜	✔ 补血润目，提高抗病能力

▶适用人群

一般人均可食用，尤其适合贫血、眼疾病、癌症患者及放疗、化疗者食用。

养膝补肝作用

猪肝含有大量的维生素 A，可强壮骨骼。猪肝可以补肝血，提高肝功能，让肝主筋的功能得到更好的发挥。

木瓜猪肝瘦肉汤 补肝养血，去湿通络

原料 猪肝、猪瘦肉各100克，木瓜半
个，姜片3克，盐适量。

做法

1 干木瓜切成两半，去子，留一半备用。

2 猪瘦肉、猪肝洗净后，切薄片。

3 将姜片、猪肝、瘦肉片放入沸水锅
中，小火煮沸几分钟，捞出。

4 将猪肝、瘦肉片放在木瓜中，加盐，
放入锅中蒸熟即可。

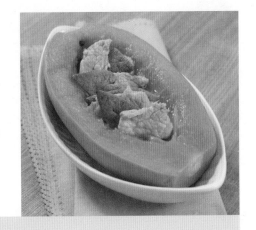

小贴士

木瓜能舒筋活络、和胃化湿，与猪肝搭配，可以补肝，去湿通络，适合腰膝不健者
食用。

胡萝卜炒猪肝 补肝养血，明目

原料 猪肝200克，胡萝卜300克，花
生油15克，姜粉、盐各适量。

做法

1 猪肝洗净，去掉白色的结缔物质，切
成薄片，在水中浸泡2~3小时，期
间可多换几次水，以去除有毒物质。
然后放入加有姜粉的沸水锅中焯半分
钟，去腥味。

2 胡萝卜洗净，切成薄片。

3 将炒锅置旺火上，放油适量烧热，
先放入胡萝卜片，煸炒至将熟时，
再放猪肝一起煸炒片刻，加入盐调
味，起锅装盘即可。

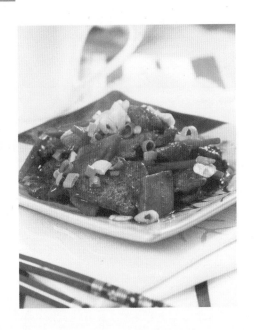

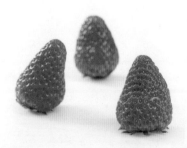

草莓

去肝火

适宜摄入量：每日 150 克。
性味•性凉，味甘。
归经•归肺、脾经。

蛋白质	1.0 克
脂肪	0.2 克
碳水化合物	7.1 克
膳食纤维	1.1 克
维生素 E	0.7 微克
维生素 C	47 毫克
钾	131 克
硒	0.7 微克

每 100 克可食部分营养素含量

养膝补肝作用

草莓性凉，能够生津止渴，尤其是因肝火旺导致的脾胃热盛，吃草莓可以辅助食疗，将肝火消下去。草莓含有一种名为天冬氨酸的物质，能降低血液中氮和二氧化碳的量，增强肝脏功能，消除疲劳。

❯ 其他功效

草莓含有丰富的维生素 C，有很强的解毒作用，并能增强人体抵抗力。草莓能促进人体细胞的形成，维持牙齿、骨、血管、肌肉的正常功能和促进伤口愈合。草莓的膳食纤维可以净化肠道，促进脂肪排出体外，有降脂减肥的作用。

❯ 食用窍门

草莓要先在流水下冲洗，然后用淘米水或在水中加一点面粉，浸泡 3 分钟，再用清水冲净，这样可将其表面的脏物和毒素清洗干净。

❯ 养生巧搭配

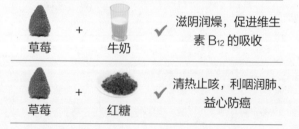

草莓 + 牛奶	✓	滋阴润燥，促进维生素 B_{12} 的吸收
草莓 + 红糖	✓	清热止咳，利咽润肺、益心防癌

❯ 适用人群

一般人均可食用，尤其适合有热症的人，以及高血压、高血糖、肥胖症、高脂血症、痛风、脂肪肝、肝炎、肾炎等患者食用。

草莓虾仁 补肾壮骨，养血润燥

原料　草莓 100 克，鲜虾仁 300 克，植物油 15 克，葱花、姜丝各少许，盐、水淀粉、草莓酱各适量。

做法

1 虾仁洗净，用水淀粉、盐腌渍；草莓洗净，切两半。

2 油锅烧至七成热，下入虾仁炸熟，捞出沥油。

3 另起油锅烧热，加入葱花、姜丝炒出香味，把草莓、盐、虾球、草莓酱放入锅中，翻炒均匀即可。

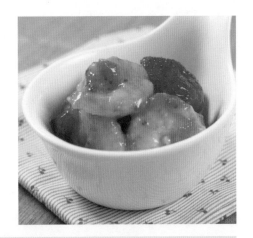

小 贴 士

虾仁含有一种叫作虾青素的成分，有保护关节不受自由基侵害的作用。

草莓燕麦粥 养血壮骨，降脂降压

原料　草莓 5 个，燕麦片 50 克，牛奶 250 毫升，白糖少许。

做法

1 草莓用淡盐水洗净后切片。

2 燕麦片用少许水冲匀。

3 锅中加适量清水，煮沸后倒入燕麦片，煮至微微沸腾后加入牛奶，再煮沸。

4 放入草莓片，关火。加适量白糖调味。

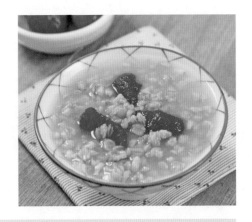

小 贴 士

草莓中含丰富的维生素 C，可以间接促使牛奶和燕麦中含有的大量钙、磷停留在骨骼上。常喝此粥可预防骨质疏松。

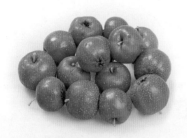

适宜摄入量：每日3～5个。
性味 • 性微温，味酸、甘。
归经 • 归脾、胃、肝经。

蛋白质	0.5 克
脂肪	0.6 克
碳水化合物	25.1 克
膳食纤维	3.1 克
β-胡萝卜素	100 微克
维生素 C	53 毫克
维生素 E	7.32 毫克
钙	52 毫克

每 100 克可食部分营养素含量

养膝补肝作用

山楂含有大量的黄酮类和维生素 C、胡萝卜素等强抗氧化物质，能减少自由基的生成，降低自由基攻击膝关节的机会。而且可以保肝护肝，降低患癌的概率。山楂还能活血化瘀。

山楂

降脂，行气化食

❯ 其他功效

山楂所含的有机酸和解脂酶，能够促进胃液分泌，增强胃内各种消化酶的活性，可以治疗消化不良。山楂含大量的膳食纤维及三萜类、黄酮类化合物，有降脂、降压、扩张冠状血管、增加冠脉流量、强心、抗心律失常等作用。常吃山楂有养颜瘦身、增强机体免疫力、防衰老、抗癌的作用。

❯ 食用窍门

山楂蒸熟吃对人体更受益。生山楂所含的鞣酸与胃酸结合容易形成胃石。如果胃石长时间消化不掉就会引起胃溃疡、胃出血，甚至胃穿孔。

❯ 养生巧搭配

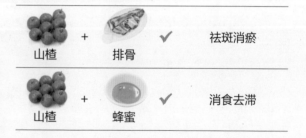

| 山楂 | + | 排骨 | ✔ | 祛斑消瘀 |
| 山楂 | + | 蜂蜜 | ✔ | 消食去滞 |

❯ 适用人群

一般人均可食用，尤其适合消化不良、脂肪肝、高血压、高脂血症、肥胖症、闭经、腹痛等患者食用。

山楂牛肉片 `滋阴润燥，化食消积`

原料 山楂片100克，西红柿200克，瘦牛肉200克，植物油10毫升，鸡蛋2个，盐、黄酒、姜末、葱花、淀粉各适量。

做法

1 山楂片洗净，分两次煎液，小火浓缩至100毫升。
2 瘦牛肉洗净，切薄片状，用鸡蛋清和适量淀粉调成糊状。
3 西红柿洗净，切成瓣状。
4 油入锅，烧至六成熟，肉片下油锅炒至黄白色时，加入西红柿熘炒，再入山楂汁焖热，入黄酒、葱花、姜末翻炒出香味，加盐炒匀即可。

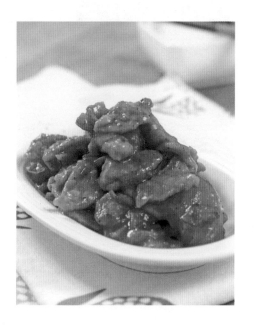

山楂黑豆粥 `滋补肝肺，舒筋活血`

原料 黑豆40克，鲜山楂25克，粳米100克，白糖适量。

做法

1 将黑豆洗净，用清水浸泡4小时，浸泡水不倒掉；山楂洗净，去子，切片；粳米淘洗干净。
2 将锅置于火上，倒入适量水煮沸，放入黑豆大火煮沸，转小火再煮20分钟。
3 加入粳米，转大火煮沸，再加入山楂，煮至粥熟，加入白糖调味即可。

> **小贴士**
>
> 黑豆的豆皮中含有大量的花青素，食用时不可丢弃。

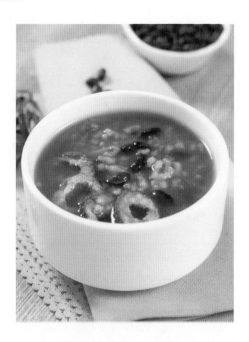

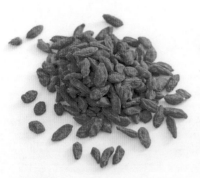

枸杞子
肝肾同补

适宜摄入量：每日 15 克。

性味 • 性平，味甘。

归经 • 归肝、肾经。

蛋白质	13.9 克
脂肪	1.5 克
碳水化合物	64.1 克
膳食纤维	16.9 克
β-胡萝卜素	9750 微克
维生素 C	48.0 毫克
维生素 B$_2$	0.46 毫克
钾	434.0 毫克

每 100 克可食部分营养素含量

养膝补肝作用

枸杞子所含的枸杞多糖可以增加肝中的超氧化歧化酶（SOD）活性，清除肝中的自由基，促进肝脏的自我修复。枸杞子中含有的大量维生素 C 与胡萝卜素，都有保肝护肝的作用。

❯ 其他功效

枸杞子不但能够滋补肝肾，还可以益精明目和养血、增强免疫力、抗疲劳。枸杞子多糖可以降低胆固醇水平。枸杞子中的大量 β - 胡萝卜素，可以促进眼睛的健康，有利于夜盲症、干眼症、视物模糊等的治疗。枸杞子含有大量的钾，可以调节血压，促进排尿。

❯ 食用窍门

用枸杞子泡水喝时，枸杞子不要扔掉，喝完水把枸杞子吃掉，以免营养损失。枸杞子慢慢咀嚼效果更好。

❯ 养生巧搭配

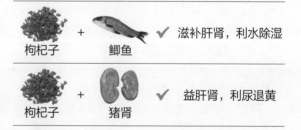

枸杞子 + 鲫鱼　✔ 滋补肝肾，利水除湿

枸杞子 + 猪肾　✔ 益肝肾，利尿退黄

❯ 适用人群

常吃枸杞子可以延缓衰老，但它只适合体质虚弱、经常感冒、视力减退、白内障、头晕、腰膝酸软、遗精、耳聋、牙齿松动、阳痿、早泄须发早白、失眠多梦的人每日食用。

枸杞大枣豆浆 补气养血，补钙壮骨

原料 黄豆40克，绿豆20克，红枣10克，枸杞子15克，蜂蜜适量。

做法

1 将黄豆洗净，用清水浸泡8小时，沥水。

2 绿豆洗净，用清水浸泡5小时，沥水。

3 枸杞洗净，泡软；红枣洗净，去核，切碎。

4 将上述食材倒入豆浆机中，加水至上、下水位之间，打成豆浆即可。

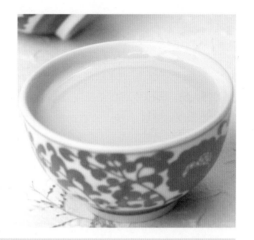

小贴士

豆浆中滤出的豆渣，可以与蔬菜一起做成菜粥食用，以增加膳食纤维的摄入量。

枸杞山药鸡汤 活血，强筋

原料 铁棍山药100克，枸杞子25克，白条鸡1只（500克左右），田螺1个，葱花、花椒、八角、姜、盐各适量。

做法

1 田螺焯热水后，捞出晾凉。

2 鸡切成小块，洗去血水，入开水中余一下，捞出。

3 铁棍山药去皮，切薄片；枸杞子洗净。

4 锅置火上，加入适量清水煮开，放入鸡块、田螺、山药片、枸杞子、葱花、花椒、八角、姜，煮1小时，加盐调味即可。

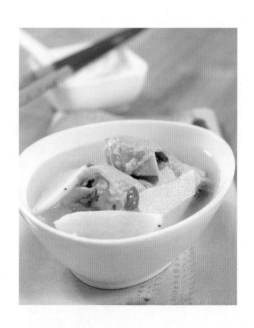

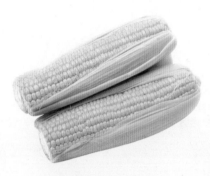

玉米
增强肝功能

适宜摄入量：每日 70 克。
性味 • 性平，味甘、淡。
归经 • 归胃经。

蛋白质	8.7 克
脂肪	3.8 克
碳水化合物	73 克
膳食纤维	6.4 克
维生素 C	32 毫克
β–胡萝卜素	2920 微克
叶酸	87.9 微克
钾	311 毫克

每 100 克可食部分营养素含量

养膝补肝作用

玉米可以利尿消肿，清肝利胆，调中健胃。玉米含有一种小分子的玉米蛋白，这种物质可促进肝脏的解毒功能，减少有毒、有害化学物质对肝脏的损伤。

其他功效

玉米中膳食纤维的含量显著高于大米，每 100 克玉米中膳食纤维总量达 6.4 克以上。膳食纤维通过促进脂肪和其他营养的代谢，可以稳定餐后血糖，使人远离糖尿病。玉米还含有一种长寿因子——谷胱甘肽，它在硒的参与下，生成谷胱甘肽氧化酶，具有延缓衰老的功能。

食用窍门

玉米所含蛋白质缺乏色氨酸，单一食用玉米易使人得癞皮病。因此，吃玉米时最好能与大豆类食物同食。

养生巧搭配

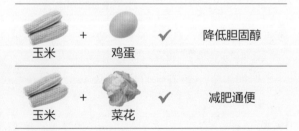

玉米　+　鸡蛋　✔　降低胆固醇

玉米　+　菜花　✔　减肥通便

适用人群

一般人均可食用，尤其适合消化不良、动脉硬化、高血压、习惯性便秘、慢性肾炎水肿、肥胖症、脂肪肝、冠心病、维生素 A 缺乏症等患者食用。

松仁玉米 养肝明目，强壮筋骨

原料 玉米粒200克，熟松子仁30克，青、红椒各少许，植物油、盐、白糖、水淀粉各适量。

做法

1 玉米粒洗净；青红椒洗净，去蒂，去子，切丁。

2 炒锅倒油烧热，放入玉米粒和青红椒丁翻炒，放盐、白糖炒匀，放松子仁，炒熟后用水淀粉勾芡即成。

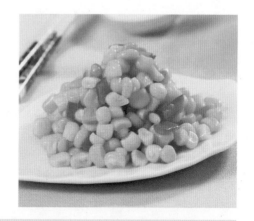

小贴士

松仁中含有的大量不饱和脂肪可以促进人体内的胆固醇排出体外，减轻肝脏负担。

玉米胡萝卜粥 排毒，利肝胆，消肿

原料 嫩玉米粒250克，薏米30克，胡萝卜50克，白糖10克。

做法

1 玉米粒洗净；青红椒洗净，去蒂，去子，切丁。

2 锅内添入适量水，加入薏米、嫩玉米粒大火煮沸后，转小火熬煮成粥。

3 加入胡萝卜，转大火再煮一沸。

4 加入适量白糖调匀即成。

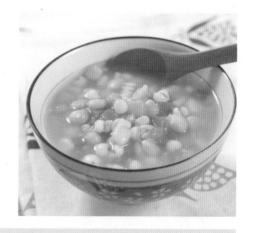

小贴士

市售的煮玉米太甜者不宜食用，因为可能含有玉米精，长吃会损害肝脏。

养护膝盖，注意肝血不足
引发的未老先衰症状

养膝盖就要养好肝，肝功能出了问题，会引发未老先衰的许多症状。快速改善相应症状，让身体恢复健康，就能避免伤及膝盖。

关节屈伸不利

肝主管全身的筋膜，如果肝血不足，筋不得其养，就会出现肢体不灵活、关节屈伸不利、手足颤动等症状。当人体正常的屈伸运动不能正常进行，如步履蹒跚，握拳挥手等动作也有障碍时，说明肝功能出了问题。

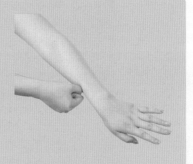

正常的握拳手势，紧而有力

指甲枯槁、脆裂

肝主藏血，其华在爪。爪就是指人的指（趾）甲。健康的肝脏会将指（趾）甲滋养得红润、光亮、坚韧，但是肝功能出现问题时，指甲得不到充足的肝血濡养，就容易出现颜色发白，且易断裂，或者出现凹陷变形。指甲的色泽状态是评判肝脏健康的重要参考项目。

眼睛干涩，视物不清，目赤肿痛

肝开窍于目，主司视觉，眼得肝血濡养能视。肝血充足，经脉会将肝血上注于目，眼睛可以发挥其正常的视物功能，否则就会出现视物模糊、夜盲等症状。当肝阴不足时，眼睛就会干涩。肝火旺时，眼睛会红肿，有血丝。

面色发青，舌色发紫

面色发青，且晦暗无光，眼角以及眼眶周围的皮肤呈青灰色，舌头底下青筋暴露，都预示着肝功能可能出了问题。因为正常肝脏藏血、疏泄正常时，可以调节血液的流量以及全身的气息，面部和舌部的血液运行顺畅，呈现出的是红润的颜色，而不是青黯之色。

嘴里发苦

嘴里出现苦味大多与肝胆有炎症相关，肝胆湿热上蒸和缺乏睡眠、张嘴睡觉导致的阴虚都会使嘴里发苦。

口唇青紫

人的体表出现青紫色是因为体内血液不畅，运行受阻，肝郁产生的血瘀常见口唇青紫。

特别易疲倦

肝乃"罢极之本"，也就是说肝是人体耐受疲劳的根本。人体的各种动作全有赖于肝的支持，故有"目受血而能视，足受血而能步，掌受血而能握，指受血而能摄"的说法，如果人体总是感受到疲劳，不爱动，就是肝不能轻松供血完成各项动作了。

胁肋痛，脾气特别大

人体一侧或两侧胁肋部疼痛，脾气还非常大，也是肝功能出现问题的一个征兆。肝主疏泄，如果饮食无度、心情抑郁导致肝气郁结，使肝的疏泄功能受阻，就会引发胁肋痛的发生。

改善胁肋疼痛，平时可做搓胁肋的小动作。具体做法：双掌五指分开，相对放在乳房下方；稍用力沿胁肋分向两边推擦，上下往返，从胸到脐再到小腹。

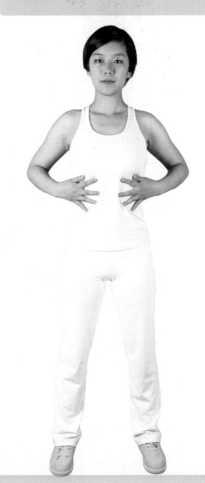

酒量突然下降

平时酒量比较好的人，如果少量饮酒就出现恶心、呕吐、眩晕等症状，则表明肝功能变弱了。酒入腹，需要肝脏分泌的解酒酶来分解。肝功能正常时，解酒酶的分泌数量多，人不易醉；肝功能变弱，解酒酶分泌不足，少量饮酒人也易醉。

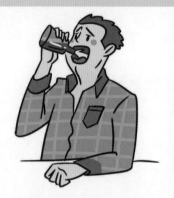

哥是千杯不醉，这才几杯

咽部有异物感

总感觉喉咙里有东西，却又不痛，使劲吞咽也于事无补，但当精力集中于别的事时则不适感消失。在情绪受到不良影响或吃油炸或刺激性食物时，症状加重。这很可能是肝气郁结，上逆至咽喉部所致，此时要注意对肝的调理，疏通经络，调畅全身的气机。

肝掌和蜘蛛痣

肝掌主要见于手掌的大、小鱼际和指尖，表现为片状充血或粉红色的斑点和斑块，颜色鲜红，按压后呈苍白色，很快又呈现红色，掌心颜色正常。

蜘蛛痣是指颜色暗红，似蜘蛛形的痣出现在皮肤上，以面部、颈部、背部等处居多。按压蜘蛛痣的中心点，蜘蛛痣会消失。这两种痣也常预示肝脏出了问题，很有可能是肝炎或肝硬化的预兆。一定要去医院检查一下肝功能，及早进行预防和治疗。

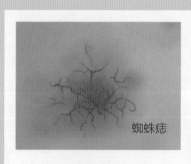

蜘蛛痣

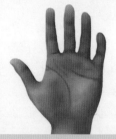

肝掌

第三章

保养膝盖，膝盖周围穴位助你冻龄祛病

保养膝盖，膝周的穴位也顺手照顾一下，
会收到意想不到的养膝冻龄效果。
这一章就来讲一讲，
如何通过对膝周穴位的刺激来防治膝盖疾患，
以及其他促进衰老的疾病。

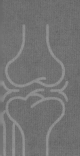

膝盖周围气血流畅，膝健人安康

确保膝周气血流畅，膝盖才会健康

膝盖健康，膝盖周围的经络必然是畅通的。如果膝盖处生病或者受外伤，那么膝周的气血流动会有阻碍。在治疗上，无论是用药，还是按摩、针灸、拔罐等方法，都能促进膝盖处的血液流通，将经络打通，这样才能做到通则不痛，且畅通的经络才可以给膝盖处提供充足的气血补给。因此，保养膝盖，确保膝周的气血流畅是必须条件。

抽空活动一下膝盖，畅通气血

无论是坐着还是站着，都可以活动一下膝盖。动动小腿，让膝盖跟着动，或是动动手敲敲膝盖及其周围都可促进膝周的气血流动，随时随地可以对膝盖进行保养。

刺激膝盖及其周围，养生效果很惊人

看到这个标题有人可能认为这是在故弄玄虚，那么看看下面的理由，你就不会这么想了。

膝盖周围聚集关肝、脾、肾、胆、膀胱、胃经的合穴，分别为曲泉、阴陵泉、阴谷、阳陵泉、委中、足三里穴。合穴在中医上讲是各经络气血的入海口，它是各个经络的气血汇合点，其经气充盛且入合于脏腑。它们是人体特效穴位，另外还有井穴、荥穴、输穴、经穴、原穴、络穴、郄穴等。

另外，膝盖上及其周围的血海、犊鼻等穴位虽然不属于这几种穴位，但在实际的临床应用中也有重要作用。大家也不要忽视这些穴位对人体的重要养生作用，有空的时候，按一按、灸一灸都会对自身的健康起到好的作用。

犊鼻穴，给你的身材加分

定位

犊鼻穴又名外膝眼穴。位于膝盖部外侧，从属于足阳明胃经。屈膝，在膝外部，髌骨与髌韧带外侧的凹陷处就是该穴所在位置。

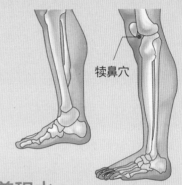

犊鼻穴

解决膝痛麻木、屈伸不利、膝盖积水

打通犊鼻穴，就可以解决膝痛麻木、屈伸不利的症状。由于这个穴位的位置比较深，用手按摩不是很方便，也不容易使上劲，可以用跪膝法让它得到适当按摩，从而打通它。

操作方法如下。

❶ 在地上铺一个软垫，或者在床上进行。

❷ 跪在软垫上，大腿与小腿成90°角。目视前方，注意感受膝部的受力情况。

❸ 前行一段距离，可以再倒行回初始位置。每日50~300步，依个人情况而定，以能承受为度，不要勉强自己。

补脾胃，壮腰肾，瘦腿

犊鼻穴位于足阳明胃经，胃经是多气多血的经络，犊鼻穴属性为土，与胃经属性相同，刺激这个穴位，可以快速补充足阳明胃经的经气，达到补脾胃的功效。脾胃为后天之本，脾胃强则会给肾提供充足的养分，让肾精得到后天的滋养，从而达到养生延龄作用。另外，刺激这个穴位，还能让腿瘦下来，因为经络通了，腿部没有废物滞留，腿自然也就无赘肉了。

犊鼻穴，冻龄去除膝痛

膝痛疗法汇总

方法：将燃着的艾条在皮肤上反复回旋熏灸，每穴每次熏灸 10~15 分钟，每日 1~2 次，10 次为 1 个疗程。2 个疗程之间要间隔 5 日。

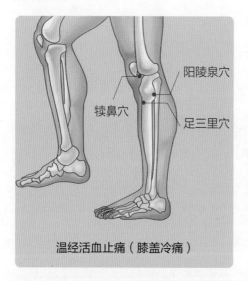

阳陵泉穴
犊鼻穴
足三里穴

温经活血止痛（膝盖冷痛）

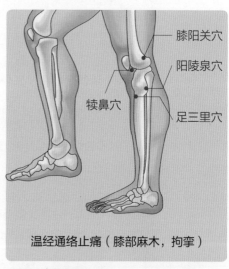

膝阳关穴
阳陵泉穴
犊鼻穴
足三里穴

温经通络止痛（膝部麻木，拘挛）

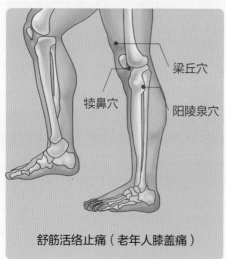

梁丘穴
犊鼻穴
阳陵泉穴

舒筋活络止痛（老年人膝盖痛）

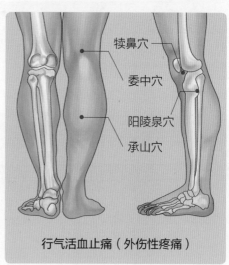

犊鼻穴
委中穴
阳陵泉穴
承山穴

行气活血止痛（外伤性疼痛）

足三里穴，调节机体免疫力，增强抗病能力

定位

足三里穴位于胫骨前肌、趾长伸肌之间，犊鼻穴下3寸处，胫骨前嵴外约1横指的凹陷处。

膝盖部气血不足疼痛就找足三里穴

膝盖处气血不足，易受寒湿之邪的侵袭而引发疼痛。按摩或艾灸足三里穴，可以快速补足膝处气血，并能温暖整个腿部，有祛寒、除湿、止痛的作用，并能加强下肢体力，防治四肢肿满、倦怠、股膝酸痛、软弱无力诸症。

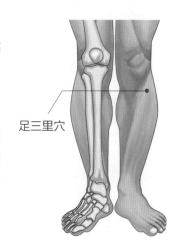

足三里穴

操作方法如下。

❶ 每日用拇指或食指指节按压足三里穴5~10分钟，每分钟按压15~20次，按压力度以局部有酸胀感为度。

❷ 用艾柱艾灸足三里穴，每次灸15~20分钟，每日1次。艾灸时，艾柱要上下移动，以免造成局部烫伤，也可以采用隔姜灸的方法。

调节机体免疫力，增强抗病能力

足三里穴是一个多气多血的穴位，按摩足三里穴可以调节机体免疫力、增强抗病能力、调理脾胃、补中益气、通经活络、疏风化湿、扶正祛邪，能治疗牙痛、头痛、神经痛、鼻部疾病、心脏病、食欲缺乏、腹部胀满、胃下垂、呕吐、腹部不适、腰酸背痛、更年期综合征等症。健康人经常对该穴进行保健，可以延缓人体的衰老。

> **小 贴 士**
>
> 足三里穴是养生的要穴。足三里穴延年益寿的功效不仅为我国医家所认可，在日本也有许多传说。虽然人物各有不同，但是方法都是一致的，就是在足三里穴处进行瘢痕灸。最好是秋天以后进行，以免引起上火。

足三里穴，冻龄去除这些病

便秘

便秘临床表现以大便排出困难，排便时间和（或）排便间隔时间延长，大多粪质干硬为临床特征。确切地说，便秘是一种症状，而不是一种病症。一般每2~3日或更长时间排便一次或者一周排便少于3次即可确诊为便秘。引起便秘的原因有很多，一般老年人、"三高"（高血压、高脂血症、高血糖）患者、熬夜的人易患便秘，且女性多于男性。

❯ 便秘这样催人老

❶ 便秘给人带来很多痛苦，心脏病患者如果便秘甚至会对生命产生威胁。

❷ 长期便秘，肠道会反复吸收粪便中的毒素，让肠道快速老化。

❸ 引发色斑，让人的容颜变老。长期便秘，体内毒素无法快速排出体外，肝脏解毒压力增大。机体内分泌系统功能异常，激素代谢失调，从而导致面部色素及毒素沉着，出现黄褐斑、痘痘。

❹ 导致痔疮和肛裂。长期便秘会使排便困难，人体肛周的血管受到的压力增大，回流不畅，时间长了就会造成痔疮。一旦粪便划破肛管，不能及时治愈，还会形成肛裂。

❺ 降低女性生育概率。长期便秘的女子肠道产生一种物质成分，可以干扰下丘脑—垂体—卵巢轴的功能，妨碍排卵，从而降低生育机会。

❯ 按摩足三里穴，轻松排便

足三里穴可以补足胃气，促进胃肠蠕动，与上巨虚和下巨虚穴配伍可以解决便秘问题。

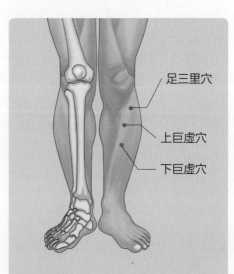

足三里穴
上巨虚穴
下巨虚穴

穴位配伍： 足三里、上巨虚、下巨虚穴。
方法： 按摩这3个穴位，用度稍大一些，以有酸胀感为度，每个穴位按3分钟左右。

心律失常

心律失常也叫心律不齐，指心动过速或心动过缓，超过了正常范围，一般认为是由于窦房结激动异常或激动产生于窦房结以外，激动的传导缓慢、阻滞或经异常通道传导，即心脏活动的起源和（或）传导障碍导致心脏搏动的频率和（或）节律异常。可单独发病，也可与心血管病伴发。精神紧张、喝浓茶或咖啡、大量吸烟、饮酒、过度疲劳、严重失眠等都可引发心律失常。冠心病患者常伴有心律失常。

❭ 心律失常这样催人老

❶ 心律失常可使心排血量下降，引发心虚、胸闷、无力等症状，如果不及时治疗，会让心脏快速老化。

❷ 心律失常会引发心动过速综合征（又称慢—快综合征）。

❸ 心律失常可导致猝死。严重心律失常患者可出现心前区剧烈疼痛、抽搐、晕厥及猝死。

❭ 温合灸足三里穴，让心脏跳得有规律

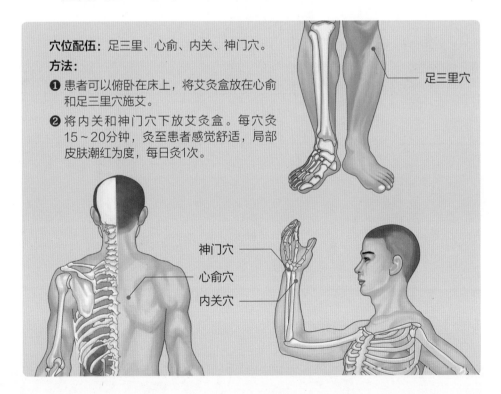

穴位配伍：足三里、心俞、内关、神门穴。

方法：

❶ 患者可以俯卧在床上，将艾灸盒放在心俞和足三里穴施艾。

❷ 将内关和神门穴下放艾灸盒。每穴灸15～20分钟，灸至患者感觉舒适，局部皮肤潮红为度，每日灸1次。

足三里穴

神门穴
心俞穴
内关穴

血脂异常

血脂异常是由于脂肪代谢或运转异常使血浆中的胆固醇、甘油三酯、低密度脂蛋白胆固醇中的一种或多种高于正常，或有益于人体健康的高密度脂蛋白胆固醇低于正常值，通常称为高脂血症。

❥ 血脂异常这样催人老

高脂血症对身体的损害是隐匿性、渐进性和全身性的，从而快速让人衰老。具体危害如下。

❶ 危害大动脉。大量的脂蛋白在血管中流动，其中一部分因氧化作用会沉积在血管壁上，使血管局部变厚、硬化，凸向管腔，致血管狭窄，血液流通不畅，长期保持这种状况则造成动脉粥样硬化。

❷ 硬化的动脉会使血压升高，血脂高者往往会并发高血压。高血脂、高血压会增加心脏血管的压力，促使它们快速老化。

❸ 动脉粥样硬化发生在任何部位，都会引发相应器官的病变，严重时会引发心、脑、肾缺血或坏死，对人体健康伤害极大。

❥ 隔姜灸足三里穴，给血液减肥

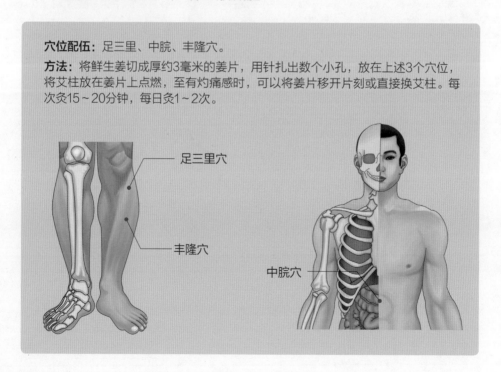

穴位配伍：足三里、中脘、丰隆穴。

方法：将鲜生姜切成厚约3毫米的姜片，用针扎出数个小孔，放在上述3个穴位，将艾柱放在姜片上点燃，至有灼痛感时，可以将姜片移开片刻或直接换艾柱。每次灸15～20分钟，每日灸1～2次。

足三里穴

丰隆穴

中脘穴

阴陵泉穴，代谢体内水湿，不再怕阴雨天

定位

阴陵泉取穴时沿小腿内侧骨内缘向上推，抵膝关节下，胫骨向内上弯曲凹陷处，与足三里穴相对。

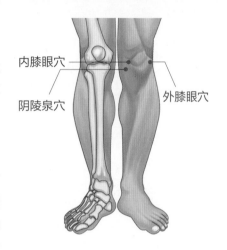

内膝眼穴

外膝眼穴

阴陵泉穴

阴雨天膝盖痛怎么办

一到阴雨天，有些人的关节就会痛。有的人甚至可以根据关节的感觉，得知天气的变化。阴雨天，空气中的湿度大，人体的排湿能力跟不上，或是关节原本受过伤，都会引发身体的酸软和关节的疼痛。阴陵泉穴可以促进人体排出水湿，从而缓解因阴雨天引发的关节疼痛。

操作方法如下。

❶ 按摩阴陵泉穴 5~10 分钟。

❷ 单独按摩阴陵泉穴效果不明显，可以再加按内膝眼、外膝眼两穴。

❸ 用电吹风对准阴陵泉穴吹至患者感觉舒服，注意避免烫伤。

健脾益肾，通经活络，清利湿热

阴陵泉穴为足太阴脾经之合穴，有健脾益肾、通经活络、清利湿热的作用，对腹胀、腹泻、水肿、黄疸、喘逆、小便不利或失禁、阴茎痛、遗精、膝痛等症有良好的调理作用。经常对此穴进行理疗可以促进人体内水湿之毒的排泄，是很有效的一个养生保健大穴，对于因水湿之毒引起的病症有很好的治疗效果。

小贴士

阴雨天腰腿痛不可小觑，有可能是腰椎间盘突出症来袭。此病的特点就是阴雨天寒气入侵，血液循环不畅，造成椎间盘突出加剧，导致腰腿疼痛、行走困难、下肢麻木、乏力等，有些人还会出现眩晕、恶心、耳鸣等症状。

阴陵泉穴，冻龄去除这些病

眼袋

眼袋是下眼睑皮肤、皮下组织、肌肉及眶隔松弛，眶后脂肪肥大，突出形成袋状的突起。眼袋形成与遗传因素、年龄因素、脾虚等因素有关，日常休息不好、熬夜、饮食不合理等也可导致眼袋出现。眼袋的出现让人的面容呈现衰老状态，是衰老的标志之一。

❯ 眼袋这样催人老

❶ 眼袋一旦出现，就会让人感觉衰老、憔悴，对容貌起到重大影响。

❷ 严重的还会由于眼眶隔膜的松弛出现下睑外翻、下睑内翻倒睫等并发症。

❸ 眼袋长期过大，会增加眼部负担，压迫眼部神经，长此以往有可能会并发视力下降、角膜炎、白内障等。

❯ 点按阴陵泉穴，让眼周更年轻

对于因饮食、睡眠等因素引起的眼袋，调整饮食结构、注意休息就可有效调理好眼袋问题。

因年龄因素引发的眼袋不可能完全去除，但是可以控制它发展过快及过大。中医一般采用按摩的方法来解决眼袋，通过按摩加速眼袋处多余脂肪的代谢，从而减小眼袋。

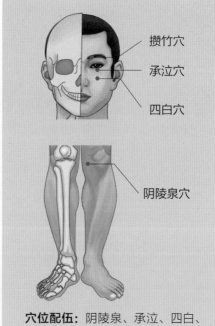

攒竹穴
承泣穴
四白穴

阴陵泉穴

穴位配伍：阴陵泉、承泣、四白、攒竹穴。

方法：

❶ 用食指或中指指腹点按攒竹穴1~3分钟。

❷ 用食指指腹轻轻按揉四白穴1~3分钟。

❸ 用食指指腹轻轻按压承泣穴3秒后放松，重复5次。

❹ 用拇指指腹按揉阴陵泉穴3~5分钟，以有酸胀感为度。

痰湿体质

痰湿体质的人往往形体肥胖，肌肉松弛，腹部肥满松软，面部皮肤油脂较多，多汗且黏，胸闷，痰多，面色淡黄而暗，眼胞微浮，容易困倦，平素舌体胖大，眼睛水肿，容易困倦。身重不爽，喜食肉蛋等高热量食物。性格比较宽厚、稳重，隐忍，不爱发火。

☾ 痰湿体质这样催人老

❶ 痰湿体质的人，因体内水湿代谢不良，易导致体形肥胖。

❷ 特别容易患上高血压、糖尿病、肥胖症、高脂血症、哮喘、痛风、冠心病、代谢综合征等疾病。

☾ 按揉阴陵泉穴，清理体内的痰湿

改善痰湿体质就是要将体内的水湿代谢出去。通过按摩人体上有促进水湿代谢的穴位，就可以达到这一目的。

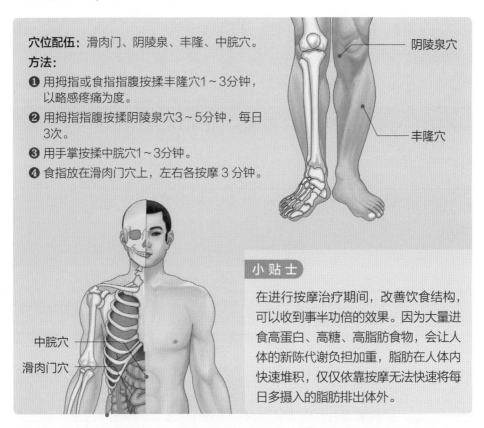

穴位配伍： 滑肉门、阴陵泉、丰隆、中脘穴。

方法：

❶ 用拇指或食指指腹按揉丰隆穴1～3分钟，以略感疼痛为度。

❷ 用拇指指腹按揉阴陵泉穴3～5分钟，每日3次。

❸ 用手掌按揉中脘穴1～3分钟。

❹ 食指放在滑肉门穴上，左右各按摩3分钟。

阴陵泉穴

丰隆穴

中脘穴

滑肉门穴

小 贴 士

在进行按摩治疗期间，改善饮食结构，可以收到事半功倍的效果。因为大量进食高蛋白、高糖、高脂肪食物，会让人体的新陈代谢负担加重，脂肪在人体内快速堆积，仅仅依靠按摩无法快速将每日多摄入的脂肪排出体外。

带下症

带下症是指女性阴道分泌的白带量增多，或色、质、气味发生异常，并伴有外阴瘙痒、头痛、口苦，或精神疲倦、食欲缺乏、大便溏泄，或腰痛如折、腿软无力、小腹冷痛等症状。

排卵期、体力活、性冲动时白带增多是正常的生理现象，如果白带增多还伴有多种不适症状出现，就要及时进行治疗。

❥ 带下症这样催人老

❶ 白带终年累月绵绵不断，会耗损津液，导致阴液亏损，从而导致腰酸乏力、小腹坠痛等体衰症状。如果不及时治疗还会有碍生育，或出现易堕胎、小产等不良后果。

❷ 很可能是阴道炎症的报警，要及时去除炎症，以免发生病变。

❸ 子宫颈炎、盆腔炎、子宫颈癌、子宫肌瘤、子宫体腺癌等症也会有白带增多的症状，故一定不可大意。

❥ 按揉阴陵泉穴，异味异物一扫光

通过按摩阴陵泉穴及配穴来调经止带、去除炎症，提高子宫的功能及人体的免疫力，让女性朋友们远离带下症。

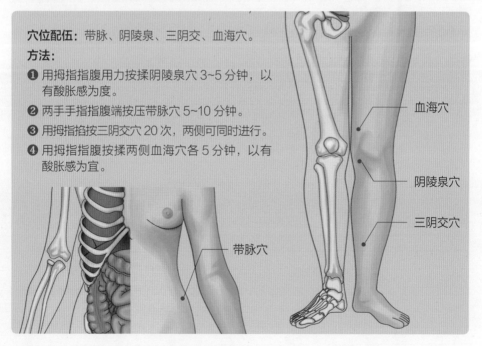

穴位配伍： 带脉、阴陵泉、三阴交、血海穴。

方法：

❶ 用拇指指腹用力按揉阴陵泉穴 3~5 分钟，以有酸胀感为度。

❷ 两手手指指腹端按压带脉穴 5~10 分钟。

❸ 用拇指掐按三阴交穴 20 次，两侧可同时进行。

❹ 用拇指指腹按揉两侧血海穴各 5 分钟，以有酸胀感为宜。

血海穴

阴陵泉穴

三阴交穴

带脉穴

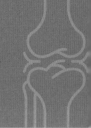

曲泉穴，补足肝阴，远离生殖系统疾病

定位

曲泉穴位于膝内侧，屈膝内侧横纹端上方的凹陷处。

膝内侧神经痛、痉挛或麻痹的按摩方法

曲泉穴在膝内侧，对于膝内侧的神经痛、痉挛、麻痹都有一定的治疗作用。可单独使用，也可配伍其他穴位使用。

穴位配伍： 曲泉、梁丘、膝阳关穴。

方法：

❶ 针灸曲泉穴，直刺0.5~0.8寸，可解膝之痉挛。不善针灸者，可将一粒大豆粘在胶布上，贴在此穴上，然后按压这粒大豆来刺激此穴，也可以收到良好的止痉止痛效果。

❷ 配合梁丘和膝阳关穴的按摩，可治疗膝肿大、腿酸痛。也可在穴位处粘贴豆粒，然后按摩，每次按摩1~3分钟。针刺效果更好。

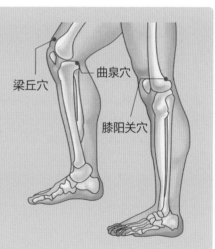

梁丘穴　曲泉穴　膝阳关穴

滋补肝阴，沟通肝肾

曲泉穴是肝经的合穴，属水，肝为木脏，按揉这个穴可以滋补肝阴。而且曲泉穴是沟通肝肾的要穴，可将肾水调动起来滋补肝脏，是肝经非常重要的一个穴位。它能治少腹痛、小便不利、遗尿、尿闭、泄泻、痢疾、遗精、膝痛、带下症、子宫脱垂、阴道炎、前列腺炎、阳痿、子宫收缩不全、月经不调、痛经等病症。

> **小贴士**
>
> 当睡眠不好，眼皮总是跳的时候，揉揉曲泉穴就可以让眼皮安静下来。

曲泉穴，冻龄去除这些病

精神抑郁

精神抑郁是一种心理疾病，以情绪低落为主，主要表现为悲观、孤独、绝望、烦躁不安、总是感觉不顺心、做什么都提不起精神、情绪起伏特别大，伴随出现紧张、头痛、认知能力下降、反应迟钝、健忘、疲劳、失眠、幻觉、错觉等症状。

❯ 精神抑郁这样催人老

❶ 精神抑郁患者，心情总是压抑和苦闷的，缺少生活目标，幸福指数降低。

❷ 严重精神抑郁的患者如不能及进行控制会发展成为抑郁症。

❸ 长期精神抑郁患者的思考、反应、记忆能力均出现不同程度下降，会给正常工作和社会交往带来很大困难。

❯ 曲泉穴拔罐，让自己快乐起来

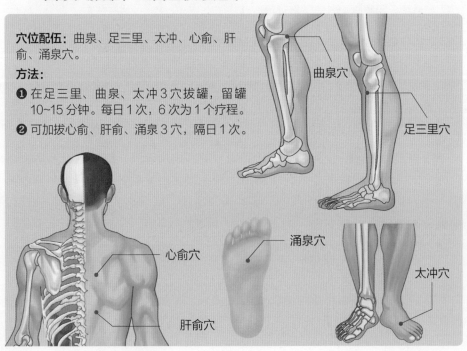

穴位配伍： 曲泉、足三里、太冲、心俞、肝俞、涌泉穴。

方法：
❶ 在足三里、曲泉、太冲 3 穴拔罐，留罐 10~15 分钟。每日 1 次，6 次为 1 个疗程。
❷ 可加拔心俞、肝俞、涌泉 3 穴，隔日 1 次。

曲泉穴

足三里穴

心俞穴

涌泉穴

肝俞穴

太冲穴

肝炎

肝炎是肝脏的炎症，是因病毒、细菌、寄生虫、化学药物和毒物、酒精等，侵害肝脏，使肝脏的细胞受到破坏，肝脏的功能受到损害，它可以引起一系列身体不适症状，以及肝功能指标的异常。

❥ 肝炎这样催人老

❶ 肝炎病情如果不能得到有效控制，患者肝脏损伤会越来越严重，肝功能越来越差，导致人的寿命缩短。

❷ 肝炎不能有效控制可能会发展成肝硬化和肝癌，直接威胁人的生命。

❸ 肝炎不有效控制，病毒可侵犯肾、胰、甲状腺等其他器官，并引起关节炎、肾小球炎、结节性多动脉炎等并发症。

❥ 按压曲泉穴，肝好心情好

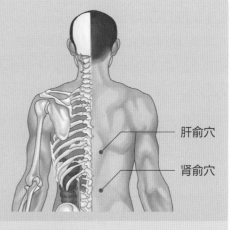

穴位配伍：曲泉、肝俞、肾俞、商丘、太冲穴。

方法：

❶ 用拇指垂直按压同侧曲泉穴，两手同时进行，每次5～8分钟，每日早、晚各1次。

❷ 其他穴位与曲泉穴操作方法一样。

❸ 按摩期间注意不要进食油腻、辛辣食物，并注意避免着凉。

肝俞穴

肾俞穴

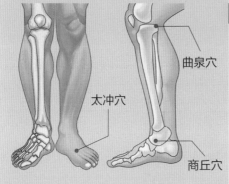

曲泉穴

太冲穴

商丘穴

小贴士

赤小豆花生红枣汤：调理慢性肝炎。赤小豆50克，花生仁带衣20克，红枣10个，红糖2匙。先将赤小豆、花生仁洗净放入锅内，加水500毫升，用小火慢炖几分钟。再放入洗净的红枣，继续炖30分钟，至食物熟烂。每日1剂，服时加红糖，分早、晚两次喝完。可补益肝血，行水解毒。

痛经

痛经是指月经前后或经期中发生下腹疼痛或其他不适（如恶心、呕吐、头痛、晕厥等），往往影响日常工作及生活者。痛经有原发性痛经与继发性痛经之分，前者生殖器无明显异常，后者多见于子宫内膜异位、盆腔炎、肿瘤等器质性病变。中医认为，痛经主要是气血运行不畅，胞宫经血流通受阻，以致不通则痛。多由于寒湿凝滞、气滞血瘀、湿热下注、气血虚弱或肝肾亏损等引起胞宫经血运行不畅或经脉失养所致。

❯ 痛经这样催人老

❶ 痛经会诱发其他多种妇科疾病，尤其是乳腺增生，有 1/3 以上的乳腺增生与痛经相关，所以痛经要趁早治疗。

❷ 痛经的女性更易老。痛经是因为体内的气血不调，所以痛经的女性面色灰黯、皮肤干燥，容易出现色斑、痤疮等面部问题。

❸ 痛经会引起习惯性流产、早产等。

❹ 痛经患者易不孕，治好痛经受孕才会顺利。

❺ 约 60% 的痛经女性，婚后易出现性欲低下、性冷淡、性生活后盆腔酸胀感、子宫炎等症状，严重影响夫妻感情。

❯ 艾灸曲泉穴，再也不怕每个月的那几天了

来一次月经就痛一次，让有痛经的女性朋友对那几天充满了恐惧，所以痛经一定要趁早治，不让自己活在恐惧之中，也可避免痛经可能对身体造成的伤害。

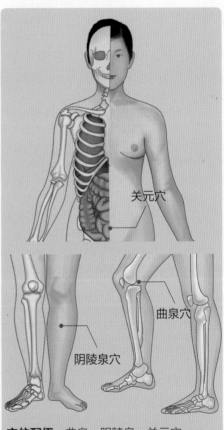

关元穴

曲泉穴

阴陵泉穴

穴位配伍： 曲泉、阴陵泉、关元穴。

方法：

❶ 用艾条对准曲泉穴，灸 10~20 分钟。

❷ 用艾条对准阴陵泉穴，灸 10~20 分钟。

❸ 用艾条对准关元穴，灸 10~20 分钟。

❹ 也可用温灸盒来灸曲泉、阴陵泉和关元 3 个穴位。

阳陵泉穴，调筋理脉，腰腿痛的"克星"

定位

阳陵泉穴位于腓骨小头前下凹陷处，下肢微屈位比较好取穴。

膝关节冷痛、屈伸不利，按压艾灸来解决

阳陵泉穴是筋之会穴，为筋气聚会之处。膝部疾病，可以经常刺激阳陵泉穴来改善。

舒肝利胆，清热利湿，强健腰膝

阳陵泉穴为胆经上的合穴，是阳气最充足的一个穴位。刺激这个穴位可以舒肝利胆、清热利湿、强健腰膝，可以治疗腰痛、消化不良、眩晕、呕吐、黄疸、小儿惊风、遗尿、关节筋脉迟缓或者痉挛肿痛、坐骨神经痛、高血压、习惯性便秘、带状疱疹、踝关节扭伤、漏肩风、肋间神经痛、下肢瘫痪、足内翻、耳鸣、耳聋等。

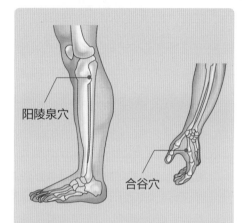

穴位配伍： 阳陵泉、合谷穴。

方法：

❶ 用两手拇指指腹或指节按压阳陵泉穴50次。按压时，朝骨头突出的部位施力。适用于膝冷痛、鹤膝风、老寒腿、爱抽筋、膝关节屈伸不利等症。

❷ 首先是按压法，重力按压阳陵泉，按压5~6分钟；接着用皮肤针敲打至出现出血点后进行艾灸，如果疼痛比较严重，可以再同时艾灸合谷穴。

按摩阳陵泉穴出现电麻感，从原穴位一直能传到脚趾，这样治疗效果最好。很多人都按不出这个效果，那也不用急，可能是你手上的力度不够，可以换用一头比较尖的按摩锤，用其敲打阳陵泉穴就很容易出现电麻感了。

阳陵泉穴，冻龄去除这些病

肩周炎

肩关节周围炎是因颈肩痛主要痛点在肩关节周围而得称，简称肩周炎，俗称"凝肩""漏肩风"或"冻结肩"。肩周炎是肩关节周围肌肉、韧带、肌腱、滑囊、关节囊等软组织损伤、退变而引起的关节囊和关节周围软组织的一种慢性无菌性炎症。中医认为，本病的发生是年老体弱，肝肾不足，精血亏虚，筋骨失于濡养，感受风寒湿邪而致。

🕨 肩周炎这样催人老

❶ 肩周炎是因为肩关节四周广泛发生粘连，使肩部周围疼痛，功能活动受限。严重时患者的各种活动均受限，患者手臂不能上举、平伸、向后搭背等。

❷ 肩周炎引起神经受压迫时，会导致手部麻木，无法进行正常的活动。

❸ 肩周炎长期得不到治疗，肩周血管会受到压迫，使手肩部血流不畅，严重者导致肌肉萎缩，对健康产生很大的困扰。

❹ 肩周炎可能是颈椎病、肺癌、糖尿病的预警，一定要引起重视，否则会错过最佳治疗机会。

🕨 点按阳陵泉穴，让你的手臂更灵活

阳陵泉穴与泄热止痛的三间穴及舒筋活络、理气和中的条口穴配伍，可以对肩周炎有很好的治疗作用。

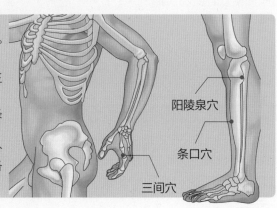

穴位配伍： 阳陵泉、三间、条口穴。
方法：
❶ 手指弯曲，双手手指指腹按压三间穴。
❷ 两手手指指腹垂直用力按压条口穴。
❸ 屈膝坐位，用左右两拇指指尖分别点按左右两侧的阳陵泉穴各20次。

阳陵泉穴

条口穴

三间穴

坐骨神经痛

坐骨神经痛是指坐骨神经通路上，即腰、臀部、大腿后、小腿后外侧和足外侧的疼痛症状群。按病因分为原发性和继发性坐骨神经痛，多发病于青壮年男性，腰和下肢疼痛多限于一侧。疼痛先从臀部开始，并向大腿的外侧、后面，小腿的外侧、后面，外踝、足背等的一部分或全部放射。疼痛为间歇性或持续性，在运动、咳嗽及用力排便时加剧，夜间比白天剧烈。腰部活动受限。

❯ 坐骨神经痛这样催人老

❶ 坐骨神经痛有明显的刺痛、灼痛，难以忍受，对患者的生活、工作会有严重的影响。

❷ 坐骨神经痛不易治愈，阴雨天患者的痛苦会增大。

❯ 阳陵泉穴拔罐，让你健步如飞

阳陵泉和关元两穴配合，加上环跳穴，可以在很大程度上改善坐骨神经痛患者的症状，让行走不再成为问题。拔罐的方法比较适合控制此病症。

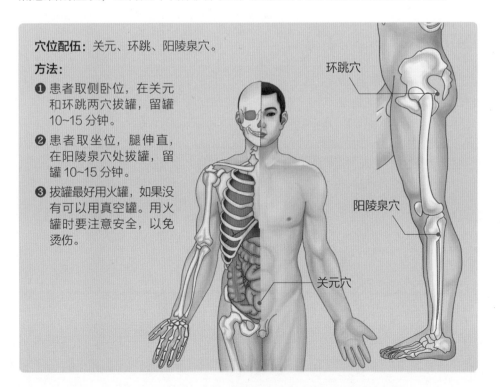

穴位配伍： 关元、环跳、阳陵泉穴。

方法：

❶ 患者取侧卧位，在关元和环跳两穴拔罐，留罐10~15分钟。

❷ 患者取坐位，腿伸直，在阳陵泉穴处拔罐，留罐10~15分钟。

❸ 拔罐最好用火罐，如果没有可以用真空罐。用火罐时要注意安全，以免烫伤。

环跳穴

阳陵泉穴

关元穴

慢性胆囊炎

胆囊炎是胆囊因感染或化学性刺激（胆汁成分改变）而发生的炎性改变；或由于胆固醇的代谢发生紊乱，而致胆固醇沉积于胆囊的内壁上，也可能是胰液向胆道反流，引起慢性炎症。临床症状常表现为右上腹剧痛或绞痛，且疼痛常突然发作，十分剧烈，或呈现绞痛样，也有仅为胀痛症状。胆囊炎经常与胆结石合并存在。

一般中年人易发此病，尤其是肥胖且多次妊娠的妇女发病率更高。

▶ 胆囊炎这样催人老

❶ 由结石引起的胆囊炎危险性很大，因结石可导致胆囊坏疽或穿孔，如引起腹膜炎会危及生命。

❷ 由于胆囊长期发炎，胆囊壁会发生纤维增厚，瘢痕收缩，造成胆囊萎缩，囊腔可完全闭合，导致胆囊功能减退，甚至完全丧失功能。

❸ 胆囊炎长期不愈，长期不能正常进食肉类、坚果类食物，容易营养不良。

▶ 按揉拍打阳陵泉穴，不用担心胆囊炎复发

无病者按揉阳陵泉穴可以预防胆囊炎的发生，胆囊炎患者可以降低胆囊炎的复发率。

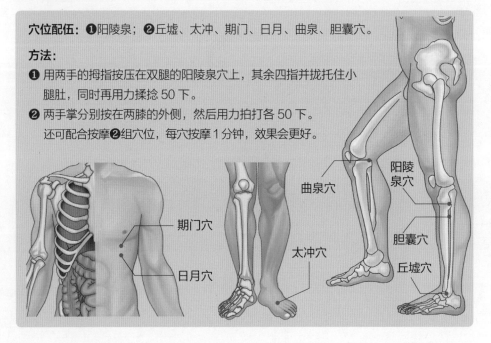

穴位配伍： ❶阳陵泉；❷丘墟、太冲、期门、日月、曲泉、胆囊穴。

方法：

❶ 用两手的拇指按压在双腿的阳陵泉穴上，其余四指并拢托住小腿肚，同时再用力揉捻 50 下。

❷ 两手掌分别按在两膝的外侧，然后用力拍打各 50 下。
还可配合按摩❷组穴位，每穴按摩 1 分钟，效果会更好。

期门穴

日月穴

曲泉穴

太冲穴

阳陵泉穴

胆囊穴

丘墟穴

委中穴，祛寒排毒，健美胸部

定位

委中穴在膝关节正后方，腘横纹中点，于股二头肌腱与半腱肌肌腱的中间。

防治膝关节痉挛和风湿痛

膝关节处有寒有湿时，可以通过刺激委中穴，调动膀胱经气血将寒湿之毒排出去。下午3~5点是膀胱经当令的时间，此时膀胱经的气血最充足，这个时候通过刺激委中穴来治疗各种疾病，可以取得最佳的治疗效果。

操作方法如下。

❶ 用食指或拇指指腹按揉委中穴，每次1~3分钟，长期坚持按摩，能打通腰腿部经络，强健腰腿，远离腰腿疾病。或者每次用艾柱灸10~15分钟。

❷ 委中穴针刺放血1~5毫升。颜色由黑红色转为鲜红为度，以75％酒精棉球揩去污血。体质特别虚弱，有出血倾向，以及贫血患者和孕妇等不宜用此法。

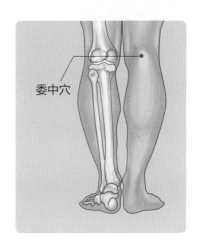

委中穴

小贴士

鼻子不通气，可以按委中穴来解决。原因就是人体受寒才会至鼻子不通气，膀胱经是人体最易受寒、也是排寒最给力的经脉，委中穴是祛膀胱经寒气的要穴。

补肾排毒，舒筋活络，祛风湿，止痹痛

委中穴是膀胱经的要穴，有补肾排毒、舒筋活络、祛风湿、止痹痛的作用。拍打或按摩两侧的委中穴相当于对人体进行大扫除，可以缓解因湿寒之邪引发的腰腿痛，还有丰胸、利水、抗炎、止痛等作用。对头痛身热、呕吐泄泻、咽喉疼痛等症状也有很好的治疗作用。委中穴是人体抗衰老、防病不可忽视的一个穴位。

委中穴，冻龄去除这些病

胸小

胸小，一般指尺寸在 A 罩杯或以下的女性乳房，是未发育女孩的特征。若成年女性平胸，除遗传因素外，与体内缺乏雌性激素、缺乏体育锻炼也有关系。

❯ 胸小这样催人老

❶ 胸小让女性缺乏形体美，降低其自信心。

❷ 胸小往往是气血不足，上达不了胸部，子宫、卵巢所分泌的激素不足，再加上经络受阻，胸部接收不到气血，胸部就会外扩、松弛、下垂。及时补足气血才更有利于人体健康。

❸ 胸小的女人更易患上妇科病，尤其是哺乳期过后胸部缩至比孕前还小的人往往会存在乳腺疾病的隐患，乳房出现增生、结节、纤维瘤、乳腺癌的发生概率上升。

❹ 影响夫妻生活，胸小敏感度也低，性生活时，女性不容易达到高潮。

❯ 按摩委中穴，你的胸部也可以挺、大、美

按摩委中穴有很好的丰胸美乳作用，如配合热敷和按摩则可以更加快速地让胸部丰满起来。

方法：

❶ 按摩委中穴，两手握空拳，有节奏地叩击委中穴，连做 20~40 次。

❷ 热毛巾敷胸部，每晚临睡前用热毛巾敷两侧乳房 3~5 分钟。

❸ 用手掌部按摩乳房周围，按从左到右的顺序，按摩 20~50 次。按上述方法每日按摩 1 次，坚持按摩 2~3 个月，可使乳房隆起 2~3 厘米。

委中穴

小便不利

小便不利，是中医上的一个证名。它不是一个单独的病症，而是一种症状，指小便量减少、排尿困难及小便完全排不出来。

❫ 小便不利这样催人老

❶ 小便不利给患者带来的痛苦比较大，很多小便不利是因为排尿痛、排尿不适引起的。

❷ 小便不利可能是由急性尿路感染引起的，不积极治疗，会加重病情。

❸ 小便闭塞者则有可能是尿道口狭窄、尿道狭窄、后尿道瓣膜、前列腺肥大或前列腺癌、尿道损伤、尿道异物、尿道结石，对患者的生活质量产生极大的不良影响。

❹ 小便不利是肾虚的一个征兆，患者要注意补肾，否则会加速人体的衰老。

❫ 拍打委中穴，再不怕尿不出来了

膀胱开合有度，则尿液能够正常地贮存和排泄，肾与膀胱密切合作，共同维持体内的水液代谢平稳，所以选用膀胱经的合穴委中穴与肾经的俞穴肾俞穴，以及可以调理三焦、利水强腰的三焦俞穴共同合作，来解决小便不利的问题。

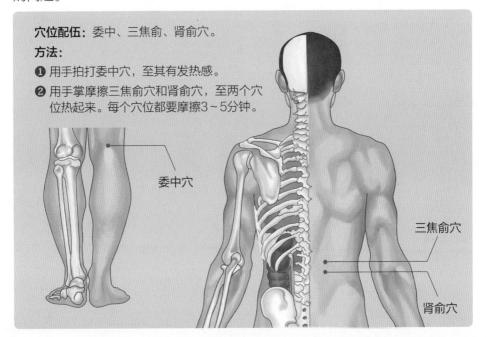

穴位配伍： 委中、三焦俞、肾俞穴。

方法：

❶ 用手拍打委中穴，至其有发热感。

❷ 用手掌摩擦三焦俞穴和肾俞穴，至两个穴位热起来。每个穴位都要摩擦3~5分钟。

委中穴

三焦俞穴

肾俞穴

腰椎间盘突出

腰椎间盘突出是腰椎间盘中纤维环破裂后髓核突出压迫神经根造成以腰腿痛为主要表现的疾病。腰椎间盘突出的原因是腰椎活动度大，又承受重量多，而且易受外伤；另外，腰椎间盘退变也是腰椎间盘突出发生的主要原因。该病多发于劳动强度较大和长期伏案工作的人员。

腰椎间盘突出这样催人老

❶ 腰部疼痛，累及坐骨神经时还会关联大腿及小腿后侧的放射性刺痛或麻木感，直达足底部，严重者疼痛剧烈，患者不堪忍受。

❷ 腰椎间盘突出导致功能性脊柱侧弯，侧弯其实是减轻突出物对神经根压榨的一种维护，使人体的胸腔、腹腔和骨盆腔变小，身高变矮。

❸ 腰椎间盘突出患者会出现行走不便，甚至出现跛行。

委中穴拔罐，让你的腰挺拔起来

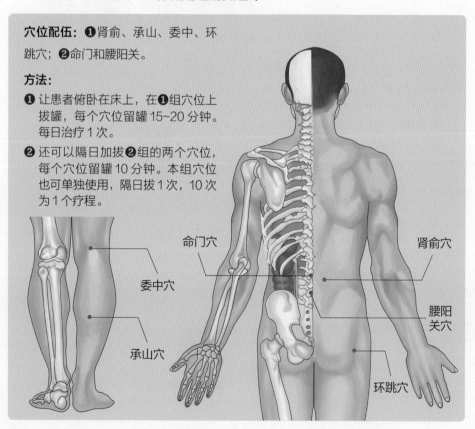

穴位配伍：❶肾俞、承山、委中、环跳穴；❷命门和腰阳关。

方法：

❶ 让患者俯卧在床上，在❶组穴位上拔罐，每个穴位留罐 15~20 分钟。每日治疗 1 次。

❷ 还可以隔日加拔❷组的两个穴位，每个穴位留罐 10 分钟。本组穴位也可单独使用，隔日拔 1 次，10 次为 1 个疗程。

命门穴

肾俞穴

委中穴

腰阳关穴

承山穴

环跳穴

第四章

养膝延龄的事每日做

日常生活中，
许多不良生活习惯会在不知不觉中对膝盖造成伤害。
保养膝盖就要规避这些伤害，
并要了解如何做能促进膝盖的健康，
把养膝延龄的事融入日常生活中。

伤膝盖的事不要做

高跟鞋要少穿，膝盖伤不起

高跟鞋让女性的身材看起来更加婀娜，平添几分女人味，让她们更加自信。尤其是在一些重要的场合，高跟鞋更是不可缺少的搭配。但是穿高跟鞋尤其是高度超过 6 厘米的细跟鞋，对女性的健康有很大的危害。

常穿高跟鞋足趾外翻

漂亮的高跟鞋，看上去很美很性感，可是也会让人患上拇趾外翻。拇趾外翻如不及时治疗，早期会出现关节疼痛、肿胀，后期关节畸形、关节活动受限、步行障碍，由于力轴转移，可并发膝关节、髋关节代偿性疼痛而出现跛行。

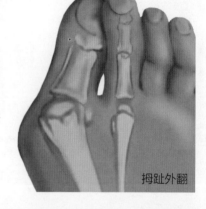

拇趾外翻

高跟鞋让膝关节磨损加重

鞋跟过高，人走路时重心会向前倾斜，为了保持平衡，腰部脊柱会向后弯。时间一长，膝盖和腰部脊椎都会因受力过大，磨损增加而引发疼痛。上下楼梯时，膝关节所受到的力会增加，如果是穿着高跟鞋上下楼梯，那么膝关节所受到的力就会更大，膝关节的磨损程度就更严重。

常穿高跟鞋让女人从头颈肩伤到脚

高跟鞋可以增加女性的魅力，但对人体关节的影响也是全方位的。像颈肩肌肉劳损、颈椎病、腰肌劳损、腰椎间盘突出、膝关节炎、拇趾外翻、扭伤等一系列疾患都可能因为穿高跟鞋导致，甚至还会增加难产的发生概率。因此，女性应尽量减少穿高跟鞋，特别是 40 岁以上的女性尽量不穿高跟鞋。

高跟鞋不得不穿怎么办

❶ 尽量减少穿高跟鞋的时间，除社交、礼仪等特定的场合外，少穿高跟鞋。

❷ 不要总穿同一高度的高跟鞋，而且尽量穿跟粗一点的高跟鞋。经常穿同一高度的高跟鞋会使脚部的同一位置经常受到压力，容易造成脚部受伤。细高跟鞋很性感，但是会对脚部产生很大压力，伤害很大。

❸ 穿高跟鞋注意走路姿势。穿高跟鞋走路姿势不对，会增加受伤风险。走路时，步子小一点，脚尖指向正前方；两腿尽量靠近；足跟先着地，然后是鞋头；腰板要挺直，胯部不要扭动太大幅度。

❹ 穿高跟鞋走路应当抓紧一切时间让脚获得休息，休息时可以把脚尖翘起，活动一下小腿。

❺ 鞋贴、鞋垫是帮您缓解脚部不适的"秘密武器"，它们可以帮您有效减轻足部压力，让您感觉轻松。

❻ 注意腿部护理，要经常按摩前脚掌，活动膝盖，每日用热水泡脚。

穿高跟鞋时，尽量不要这样做

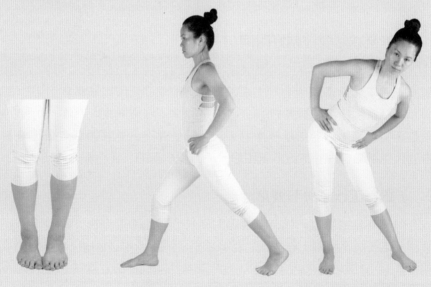

❶ 脚尖向内或向外。膝盖的旋转力矩大，膝关节磨损度大。

❷ 步子迈得大。膝关节弯曲度大，膝关节承重力大。

❸ 胯部扭动幅度大。髋关节易受损，还有可能影响到膝关节疼痛。

长时间盘腿坐、跪坐和蹲姿伤害膝盖吗

在临床中发现，有盘腿坐习惯的人患双膝关节骨关节炎的概率高出没有这个习惯的人近 5 倍。习惯跪坐和蹲位工作的人员患膝骨关节炎的概率也明显高于一般人。

很多人喜欢在床上放个小桌，将手提电脑一放，盘腿坐在床上办公。感觉很随意，很方便，可是这自觉舒服随意的坐姿会给膝盖健康带来极大的隐患。

盘腿坐，膝盖的生理弯曲达到极致，使膝关节处的软骨承受的压力过高，时间长了，就容易造成关节软骨的损伤。

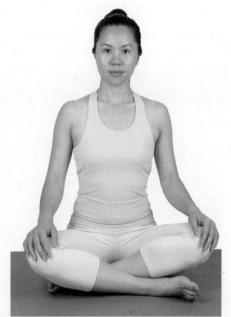

另外，盘腿坐时间过长，使人双下肢的静脉回流不畅，动脉供血受阻，下肢容易出现酸、麻、胀等症状。

❯ 跪坐减肥要控制好时间

有人建议年轻的女性用跪坐摇摆身体的方法（只能做 20 分钟）来减肥，很多人做了之后感觉这个方法很好，又急于求成，所以随意将时间延长。结果减肥没看出什么明显的效果，腿倒是时常不舒服起来。其实长时间的跪坐与盘腿坐对膝盖的损伤是一样的。随意延长时间，下肢的血液循环受阻，全身的代谢平衡也打乱了，不仅不能实现减肥的目的，还会损伤膝盖。

❯ 蹲着工作三关节要常活动

蹲着与盘腿坐也一样，都会因时间长而导致膝盖受损。像电焊工、汽车修理工这些经常蹲着工作的人，都是膝病的高发人群。不得不蹲着工作的人，要每隔 20 分钟站起来活动一下，尤其要多活动髋、膝、踝这 3 处人体的主要承重关节，以免造成这 3 处关节的损伤。

保护膝盖不能长时间盘腿坐，也不能长时间跪坐或下蹲。

跑步也要讲究姿势正确

跑步是一种简便的健身方式，很多人喜欢用跑步来减肥健身。但是如果跑步姿势不正确，可能会损伤膝关节。因此，采用跑步的姿势健身一定要保持姿势正确。

❥ 脚掌的落地顺序一定要正确

脚落地时，如果是全脚掌同时落地，不仅发出的声音很大，对脚踝、膝盖的冲击力也非常大。正确的脚落地法，应该是脚跟先着地，然后过渡到全脚掌。这样可以减轻对脚踝、膝盖的磨损，预防胫骨骨膜炎的发生。

❥ 脚的姿态要正确

外八字、内八字、脚抬得太高，都会导致膝关节受力增加，使磨损增强，不利于膝关节的健康。并且，左右用力不均等都会对膝关节造成不良影响。

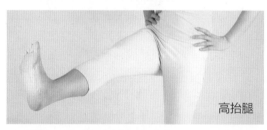

高抬腿

有些人想给自己增加些压力，专门挑选上下坡跑步，而这种跑步方式会使膝关节始终处于屈曲的状态，会使膝关节内软骨受力增高，加大膝关节磨损程度。

跑步时，膝盖的负重大约是站立时的4倍。过于肥胖的人不适合采取跑步的方法减肥，尤其是膝关节本来就不太健康的人，更不能用这种方法。过于肥胖的人可以用游泳或骑自行车的运动方式来减肥。

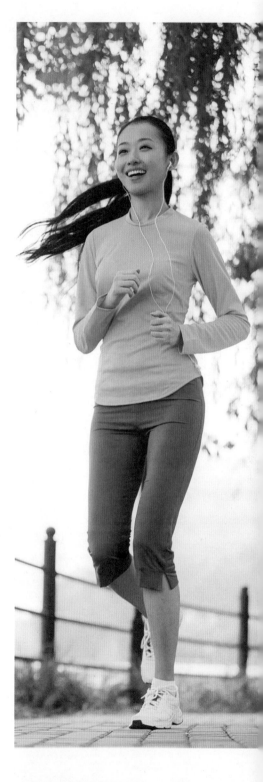

如何判断你是否肥胖，请参看下表。

BMI	≤ 18.5	18.5~23.9	24~26.9	27~29.9	≥ 30	≥ 40
分类	偏瘦	正常	偏胖	肥胖	过于肥胖	极度肥胖

BMI=体重（kg）/身高（m）的平方

正确使用跑步机

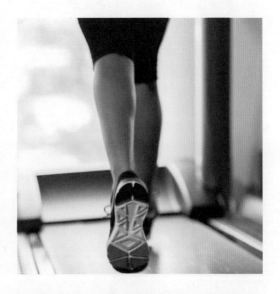

利用跑步机跑步很方便，但是用跑步机也会给膝盖带来损伤。曾有一个外企女主管，在跑步机上跑步减肥。结果半年后，她体重是有所减轻，但是膝关节也痛得越来越厉害了，走路都成了问题。到医院拍片检查发现，髌骨软骨被磨损了一半。

有人说，跑步就是损伤膝盖，可是那些一直活跃在马拉松赛场上的运动员，他们为什么膝盖就没有磨损得那么厉害呢？

原来，这个女高管为了快速减肥每日在跑步机上连续跑 2 小时，这种长时间的被动跑步（跑步机速度定下来，人就要按照它的速度来跑），不容易控制蹬地时的膝关节状态。人即使已经累了，也要勉强自己跟上跑步机的速度，以免摔倒。人在跑步机上跑步，一旦你的速度不等于机器的速度，膝关节就会承担异常的负荷。这种过于勉强的保持时速，会使膝关节的磨损更大，而人在自由练习时，速度可以随时调整，关节不易过度磨损。所以用跑步机跑步，一定要注意控制时间，而且要随着疲劳程度调整速度，不要速度定下来，就一直跑到底。

小贴士

跑步时两肩稍提，两臂弯曲成 90°，前后摆动不大而稍有上下弹动，肩稍抬高；腹肌适当绷紧，注意提气，保持呼吸节奏均匀；跑步时大腿前抬较高，后蹬充分，步幅大而有弹性。否则会导致身体壮了，肚子却凸出来了。

老年人爬山，易诱发膝关节炎

➋ 爬山减肥抗衰老

爬山能大量消耗人体内囤积的脂肪组织，尤其是腰腹部的脂肪组织，对腰部比较粗、脂肪比较厚的人是个非常不错的选择。而且山林中，空气中的氧气负离子的单位含量高出城区数百倍。氧气负离子可以消灭人体内催人衰老的自由基，经常去爬爬山不仅可以延缓人体的衰老，还可以提升视力，强健心肺功能。

➋ 老年人爬山，膝盖易受伤

爬山的好处这么多，难怪好多退休后的老年人喜欢上了这项运动。但是很多老年人在经过一段时间的爬山运动后，发现自己上厕所后站立都成了问题。去医院一看，膝关节骨关节炎。退休前好好的，怎么加强了身体锻炼，反而生病了？

膝关节骨关节炎是关节软骨退行性改变所致。随着年龄的增长，身体各器官功能逐渐减退，关节腔滑液分泌减少，关节软骨变性退变、破坏，逐渐磨损、变薄。老年人经常进行爬山运动，让已经退化的膝关节过度使用，所以诱发了膝关节骨关节炎的发生。老年人想去山上呼吸一下新鲜的空气，那么可以选择坡度小的山路。尽量借助外物减少膝盖的压力，如用手杖等；并要放慢运动速度，减少运动时间，避免膝盖过度劳累。上下楼梯、下蹲起立等运动与爬山运动对膝盖的损伤程度基本是一样的，所以老年人也要尽量少做。

➋ 老年人选择可以保护膝关节的运动

那是不是为了保护膝关节，老年人最好就不要运动了呢？答案当然是否定的。老年人可以经常游泳、骑自行车或在水中行走。在地面散步时可以带上护膝，这样既锻炼了身体，又保护了膝盖。

小贴士

老年人早晨练太极拳时需注意不要下蹲得太低，最好采取高蹲位，以减少膝关节的承重力。平时要多晒太阳，注意膝部防寒、保暖，从而避免膝关节疾病的发生。

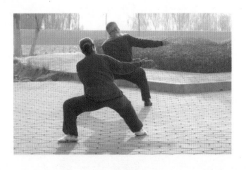

冬天穿得少，膝盖更脆弱

冬天穿得少，虽然会让人看起来更加苗条，但是隐患非常大。

❯ 穿得少，膝关节易损伤

有些女性喜欢在冬天穿少一些，这时膝关节内的温度不容易维持到最适温度，使膝关节软骨、滑膜及滑液功能降低，容易导致损伤。

❯ 年轻时膝盖受寒，年老膝不健

现在中国人冬天也穿的越来越少了。冬季穿着一个打底裤，外加一个小短裙，或一条秋裤外加一条牛仔裤就过冬的人越来越多，来医院看膝关节病的人也越来越多了。

穿得少，膝盖就很容易受寒。北方天气干燥、寒冷，南方湿寒的冬季，如果不注意膝盖保暖就容易导致膝盖退化。但是并不会马上诱发膝骨关节炎，因为年轻人受寒也只是让膝盖的功能退化得快一些，膝盖变得脆弱一些。

过了中年以后，这些年轻时不注意膝部保暖的人就成了膝骨关节炎的高发人群。因为他们的膝盖要比同龄人脆弱许多，且磨损也会更严重。即使他们已经开始注意防寒保暖，但已经为时太晚了。因此，年轻人也应注重膝盖的防寒保暖，谨防风寒、湿邪入侵膝盖。

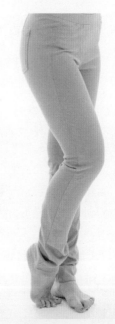

冬季穿这些服装虽然看上去靓丽，但是膝部非常容易受寒，埋下健康隐患。

小贴士

天凉没有及时加衣服时，要注意随时为膝盖加温。方法很简单，两手掌心各紧按两膝，先一起向左旋揉 10 次，再同时向右旋揉 10 次。就可以起到促进皮肤血液循环，升高膝部温度，驱逐寒冷的作用。

打麻将和打游戏，你占了哪一样

经常打麻将和打游戏的人，关节更容易出问题。为什么会这样呢，可能有人会问："我既没有受寒，也没有过度使用关节，它怎么还会出问题？"

中国有一个成语叫做"不用则废"，用于解释这个问题再恰当不过了。

◗ 久坐不动让腰膝更脆弱

现在迷上打麻将和打游戏的人，一旦开玩，就会坐在那里几个小时也不动一下，腰和腿一直处于不动状态。长时间久坐不动，腰椎间盘和棘间韧带长时间处于紧张僵直状态，日久就易使腰背疼痛僵硬。而且久坐会使骨盆和骶髂关节长时间负重，腰部缺少活动，腰椎间盘退变，导致腰椎间盘突出，压迫坐骨神经，而出现两腿麻木。

久坐还会导致膝关节没有摩擦运动，并且肌肉萎缩，关节保护能力下降，使关节表面软骨逐渐退化。

可见，关节并不是你不用它，它就会健康了。而是总也不用，功能越来越差。关节经常不活动，关节内的物质交换也会受阻，膝盖中的软骨健康也无法得到保证。所以坐着不动，总也不活动膝关节，对它的健康非常不利。

◗ 学会降低打麻将和玩游戏的风险

喜欢玩麻将的人，可以采取玩一局就换一次位置的方法，让全身关节得到适时的运动，确保健康。玩游戏的人一入迷可能就忘了时间，可以在自己的手机上多定几个闹铃，间隔半小时或 40 分钟。闹铃响了，就站起来伸个懒腰，做几次高抬腿运动。这些简单的动作可以让你的腰膝关节得到保护。

站着伸懒腰效果最好，可以快速缓解疲劳，让全身的腰椎关节及肌肉得到运动。

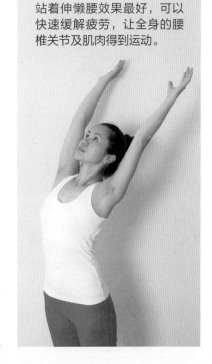

小贴士

久坐会让人体长时间保持一个姿势，腰椎负担增加，膝关节功能下降，对身体产生不利影响。所以日常生活中不要总是静止不动，适当做些运动促进关节的健康。

膝盖受伤后，要适当进行康复锻炼

　　膝盖受伤后，在急性期需要停止运动，限制活动，以免加重疼痛、肿胀及进一步损伤。但进入恢复期就必须开始康复训练，这种训练以没有剧烈疼痛和持续疼痛为原则。但是，如果运动不合理，会使膝盖二次受损，使康复时间延长。

　　膝关节受伤在临床治疗中，那些伤势或病情比较严重的人，要依靠医生来做膝关节、肌肉的康复训练。但是对于伤势不严重的人，可以自己做一些活动来促进损伤的痊愈。

　　下面这几种活动，膝盖受伤后，在床上就可以完成。动作的幅度以膝盖不疼痛为度。

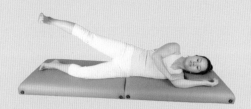

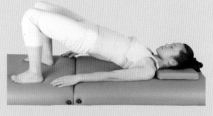

❶ 侧躺在垫子上，膝关节微曲，可在小腿部绑一点重物，做抬腿动作，腿抬至最高处，保持 1~5 秒。

❷ 仰卧在垫子上，膝盖弯曲，双脚分开，与臀部同宽，手臂放在两侧。缓慢抬起髋部，平稳离开床面。然后缓缓放下。重复 15 次。

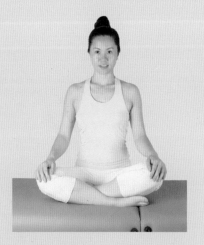

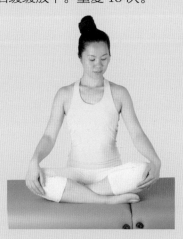

❸ 坐在垫子上，手放在膝盖上，轻轻转动踝关节。手会感应到膝部的肌肉与韧带也被带动起来了。

❹ 用手指在膝关节四周轻轻按摩，或用掌心轻轻摩擦。

保养膝盖的小窍门

骑自行车，健身养膝盖

骑自行车的健身功效

骑自行车不仅可以减轻膝关节的承重力，还可使下肢髋、膝、踝 3 对关节和 26 对肌肉受益，并能使颈、背、臀、腹、腰、腹股沟、臀部等处的肌肉、关节、韧带也得到相应的锻炼，是强健身体的一个很好的选择。

适合膝病患者的原因

骑自行车能在减轻膝关节压力的情况下，让其得到很好的锻炼，膝盖疾病患者锻炼身体，强化膝盖功能，骑自行车更应该优先选择。

坐垫高度要调整好

如果坐垫高度不合适，骑自行车反而对膝盖有损害，骑行后膝盖疼痛会加重，所以骑自行车健身的膝盖疾病患者一定要将车座高度调整到合适的位置，以保持正确的骑行姿势，这样才能保证有利于关节的康复。

膝病患者要控制骑行时间

每周不能少于 3 次，而且每次锻炼都要在 30 分钟以上，超过 60 分钟也不好。时间太短、运动量太少，无法达到锻炼目的，时间太长会导致运动过度，不利于身体健康。

控制好踩踏频率和速度

骑自行车者应保持坐姿，使蹬踏保持圆形，先调整好动作再加档。只有保持规律的踩踏频率才会将膝关节的受力减到最小，控制好速度也是为了减小膝关节的受力程度。因为速度越快，需要的踩踏力度越大，膝盖所受到的压力也越大。

小贴士

骑自行车一定要注意安全，不要闯红灯。手腕或上肢有疾患者不适宜选择这种方式健身，因为会加重病情。

游泳，改善膝部血液循环

▶ 游泳的优点

游泳是一项很好的有氧运动，长期坚持可以增强体质。游泳可以促进心脑血管疾病的痊愈，增加人的肺活量，降低外力对骨骼的冲击和损伤。游泳对膝盖有着独特的保养功能，并能美肤，增加皮肤弹性。

▶ 游泳适合膝病患者的原因

在游泳过程中，人体为了保证正常的体温，皮肤层和浅层血管也会参与调节体温。当有冷水刺激时，血管会收缩，血管中血量减少，为了满足全身各器官的需要，就会提升流动的速度，增加热量和营养的供给，人体浅表的血管扩张，改善人体浅表层的供血。膝盖处的血管非常密集，肌肉层又比较薄，在游泳过程中这里的血液循环会得到很大程度的促进，且膝关节在运动中所受到的压力非常小，所以游泳是非常适合膝骨关节炎患者的一种运动。

▶ 慎重选择游泳地点

膝骨关节炎患者进行游泳锻炼一定要到条件好一些的游泳馆，那里的水温可以调控得很恒定。不要到野外或水温调控差、水温低的地方去游泳，因为会导致膝盖受凉。游完后出水，要马上将身体擦干。

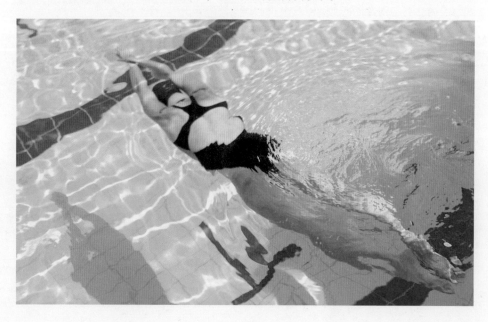

膝关节疾病患者游泳减肥最安全

游泳既能减少膝盖磨损，又能有效减肥。游泳是特别适合肥胖者减肥的运动，尤其适合肥胖的膝盖病患者。肥胖的关节炎患者如果采用跑步、跳绳等方式进行减肥，会极大地损害已经不健康的膝关节，因为做这些运动时，膝部承受的力量是站立时的几倍。

❥ 水中行走，一样减肥养膝

有些人不会游泳，那也不要失望，在水中行走也可以减肥，减轻膝盖的受力。水是有浮力的，所以我们在水中走路时，有一种脚发漂的感觉。因为在水中行走时腿部承受的不再是你自己的体重了，而是体重减掉你所受到的浮力。但在前行过程中，要受到水的阻力作用，所以在水中行走，人还是会消耗大量的热量，人体还要承受水流的刺激，膝部血液循环仍然会被调动起来，它的减肥养膝健身作用仍然是优于在陆地上行走或跑步的。

❥ 深水更有助于减轻膝部压力

最好在水比较深的地方行走，你身体入水的部分越多，受到的浮力作用越大，膝盖受到的压力越小，身体受到的阻力越大，相同运动时间内所耗费的热能越多，减肥的效果越好，膝部的血液循环也调整得好。为了安全可以套上一个游泳圈。

❥ 膝关节疾病患者不适宜蛙泳和蝶泳

蛙泳的腿部动作主要由向内夹水和向外蹬水两部分来完成，这样将加重膝关节韧带的负担及膝关节的摩擦。因此，膝骨性关节炎患者尽量避免蛙泳。

蝶泳主要靠腰腹部及双上肢发力，动作幅度比较大，长时间进行蝶泳容易因肩膀使用过度而造成肩部软组织的慢性炎症，俗称"游泳肩"。长时间的蝶泳也因腰椎的椎板长时间受力而容易引起压缩性骨折。因此，有腰腿痛或腰椎间盘突出症的患不宜进行蝶泳。

> **小贴士**
>
> 游泳是一种非负重下的运动锻炼，人体在水中漂浮是一种放松，使颈椎、胸椎、腰椎、髋关节、膝关节等在放松中得到锻炼。游泳的方式有多种，对于膝关节的锻炼推荐仰泳、水中行走。

◗ 哪些情况下不宜游泳

❶ 阴雨天不宜游泳。阴雨天湿气重，膝关节炎患者本就不舒服，不宜再进入水中活动，否则湿气入膝，膝盖会更不舒服。

❷ 感冒发热后不宜游泳。感冒发热时，人体比较虚弱，此时游泳体力消耗过大，不利于疾病的康复。

❸ 拔罐、艾灸、热疗后不宜游泳。做过拔罐、艾灸、热疗处理的部位毛孔是打开的，如果马上入水游泳甚至是冲个淋浴都可能导致身体健康受损。

❹ 空腹时不宜游泳。游泳消耗的热量多，人体内的血糖水平下降比较快，人会特别容易出现饥饿乏力的情况，对有糖尿病的人而言甚至会导致低血糖昏迷，非常危险。

❺ 皮肤有破损或皮肤发炎、中耳炎的人不宜游泳。

小贴士

对膝关节有益的有氧训练

可根据自己膝关节的实际情况选择有氧训练方式，具体包括：有氧游泳（自由泳）、垫面复合有氧训练组合、站立轻器械有氧训练组合、单车运动、椭圆机、有氧操等。

做过拔罐、艾灸、热疗处理的部位毛孔是打开的，如果马上入水游泳很可能导致身体健康受损。

游泳的注意事项

❶ 入水前要先试一下水温。水温对膝部的健康有很重要的影响，水温过低会使膝盖着凉，使膝痛症状加重。对于没有膝痛的人，过低的水温也会对血压、心脏、呼吸、皮肤、肌肉造成不利的影响。冬泳的人是在长时间的锻炼后才适应了过低的温度，他们的心脏功能、皮下脂肪厚度及皮肤的耐冷性都不是普通人可以比拟的，所以不要总是想他们为什么能抵抗得了那么低的温度。他们不经过一定时间的锻炼，猛然下水，一样会血压骤升、腿抽筋。

❷ 下水前要做准备活动，将全身的关节活动开。做抬腿、屈臂、摇肩、下蹲等动作，让关节和肌肉都得到运动，以免下水后因剧烈活动出现意外。

❸ 游泳时间不要太长。长时间游泳会使体力消耗过大，且人体产热小于散热时，皮肤会出现鸡皮疙瘩和寒战现象，此时要立即出水，否则寒气就要进入体内了。游泳持续时间最长不能超过 2 小时。

❹ 游泳后不要马上进食，饭后也不要马上游泳。游泳时血液多分布于肢体末端，人体的肠胃处血液较少，大量食物留存在肠胃，会造成肠胃的负担，出现腹胀及胃痛的现象。

❺ 游泳后要清洗全身。游泳后，要用干净水把全身再冲洗一遍，以免传染疾病，冲洗后要擦干，即使是夏天也一样要擦干。

❻ 室外游泳要注意防晒。水面会折射阳光，所以室外游泳时人更容易晒伤。可以每隔 1 小时涂一次防晒霜。

❼ 剧烈运动后不要再游泳。剧烈运动后再游泳会加重心脏负担，且全身的毛孔处于打开状态，从而导致感冒、咳嗽、腰腿痛等症状。

❽ 女性朋友经期不可游泳。经期女性身体抗病能力低，此时游泳，病菌更易进入子宫、输卵管等处，引起感染，导致多种妇科疾病。

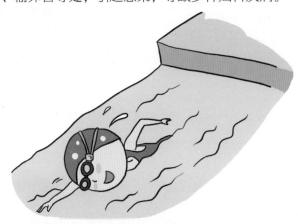

膝盖受凉可以用电吹风来保暖

膝盖最怕寒

膝盖处肌肉少，脂肪层薄，是特别容易受凉的部位。尤其是膝盖本来就有疾病的人，更是一点都受不得寒冷。前面推荐膝盖有病痛的人，要经常游泳来锻炼身体，促进膝盖病的痊愈。但是非常适合膝盖疾病患者的游泳也会给他们带来困扰。

泳池内的水温低，会导致他们的膝盖受凉；出水后没有及时擦干水，及时穿上外套保暖等，都可能使寒气进入膝内，引起膝盖疼痛。

膝盖受寒，拘挛疼痛

寒冷会导致膝部的血管、韧带、肌肉等组织收缩，使关节功能下降，还会引起疼痛和拘挛。

膝盖保暖可以很简单

如何能快速地给膝关节保暖呢? 方法有多种，但最简单的是用电吹风机吹，这个小电器基本上每个家庭都有。

热风能改善局部血液循环，将电吹风机对着膝盖处吹 10~15 分钟，就可以将膝盖温暖起来。不过在吹的过程中，一直对着一个地方猛吹，不仅容易烫伤，而且效果也会很差。要让热风在膝部循环吹，可以避免烫伤，而且更利于促进血液循环。

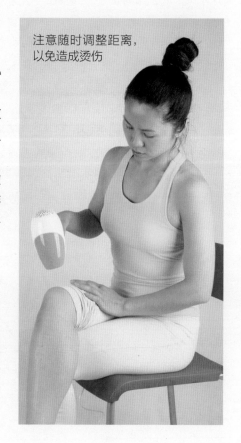

注意随时调整距离，以免造成烫伤

小贴士

膝盖受凉时，除了在膝部吹热风，还可以加服一杯姜汤，内外合治，效果会更好。

膝关节伤病患者应如何正确使用拐杖

❯ 拄拐杖看似简单，但其实是很有讲究的

拐杖有助于减轻患者下肢承受重量，保持身体的平衡。虽然看似简单，但拐杖的使用是很有讲究的。

❶ 膝关节疼痛较轻侧的手拿拐杖，在疼痛较重的膝关节迈步的同时将拐杖向前支出，疼痛较轻的腿跟上。

❷ 上下楼梯时用拐杖和扶手同时支撑身体。

❸ 拐杖的高度应在站立时达手腕位置。

❹ 拐杖的下面应加上防滑的橡胶垫。

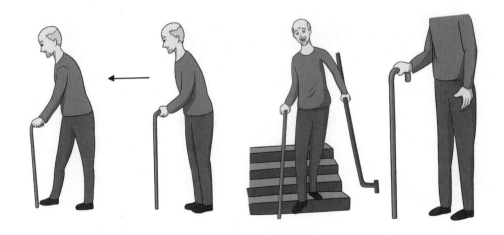

❯ 拄拐杖的误区

有些患者使用拐杖时喜欢将拐杖的上端顶在自己的腋窝下，这是不正确的。因为腋窝有很多重要的神经和血管，如果将拐杖顶在腋窝下，这些神经和血管会受到压迫，而发生拐杖性麻痹。正确做法是扶拐时将肘关节伸直，这样腋窝内的神经、血管就不会受到压迫了。

另外需注意，拐杖并不能长期使用。长期扶拐会因为活动太少而导致肌肉无力、萎缩，并限制膝关节的活动，但短期内必须扶拐。

选一双可以养膝的好鞋

选择适合自己脚大小的鞋子，太小的鞋会挤脚，走路时脚会痛，脚上肌肉总是处于收缩状态，还会让人更易疲劳。

不能穿太大的鞋，太大的鞋，脚在里面可以自由活动，反而不利于保护足弓的结构，且容易导致脚踝不稳定，因为鞋的后帮部分根本起不到稳定作用。脚在大鞋中会本能地去寻找鞋帮以求带住鞋，这样就会形成内八或外八字步态，从而影响膝关节的健康。尤其是儿童更不应该穿大鞋，因为对他们的走路姿势、脚形有更严重的影响。

❯ 大小合适的鞋可为膝盖减负

大小合适的鞋有利于维持足弓的结构，足弓可以缓冲脚所受的外来冲击力，如果足弓结构遭到破坏，这种冲击力会施加到整个脚上。如果鞋过大，鞋帮就一点也不会帮助缓解行走产生的冲击力，而是全部传导至膝盖，于是膝盖的负担加重，更易诱发膝盖疼痛。

❯ 走路不要太匆忙

日常行走时要和散步时的姿势一样，动作正确。穿宽松的鞋子，选择适合自己的鞋子，以走路时松紧适度为宜。步行时膝关节承受的重量是体重的2~3倍，跑步时为体重的4~5倍，因此日常生活中，尽量走路不要太匆忙。

❯ 膝盖有病穿鞋讲究多

一般膝盖有病的人，足弓也会有一定的问题，所以更不能穿过大的鞋。而且最好是穿系带的、柔软的、可以充分与脚贴合的、软底弹性好的鞋，这样可以最大限度地缓解脚所受到的冲击力，减少膝关节的负重。

也不要穿鞋底过于平的鞋子，因为后跟比前掌高 1.5~2.0cm 的高度最有利于人体脊柱和腿骨自然直立。鞋底太平，会减低平衡感，人总有一种向后倒的感觉。

膝关节病患者选择低跟、鞋底厚度适中、柔软、易弯曲的鞋子比较科学。鞋跟太高的鞋子，膝盖负荷加重，磨损增大。

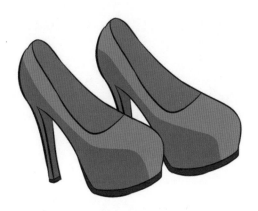

鞋跟适中，有鞋带，鞋底弯曲起来的鞋，最符合人体力学，走路不累，能够缓冲脚所受到的冲力，减少膝盖所受的冲力，是膝关节病患者的不二之选。

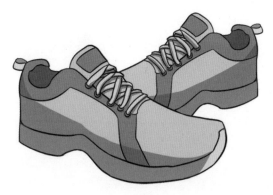

小贴士

不要给孩子穿哥哥姐姐穿过的旧鞋，因为每个人的脚都是不一样的，走路的姿势也不同。有的孩子前脚掌磨损严重，有的孩子鞋跟或侧边磨损严重，穿上这种有磨损的鞋子会影响孩子的走路姿势，对他的膝盖和脚都有不良影响。

运动前后要做热身运动和整理运动

每次上体育课的时候，老师都会让同学们先做一下热身运动，才会进入正规的体育训练。我们看体育节目时，也会发现那些要参加比赛的运动员都会在赛前做热身运动，而不是待在那里养精蓄锐。训练和比赛结束后，还要进行常规的放松。为什么要这样做呢？

运动前如果不做比较轻缓的动作让周身的关节和肌肉活跃起来，骤然进入剧烈的运动状态，会使肌肉易拉伤；而关节因没有活动开，关节腔内滑液没充分润滑关节面，使膝关节等诸多关节的磨损更严重。因此，运动前的热身非常有必要。

一般热身运动以 10 分钟比较好，冬季可以长点。热身时间不宜太短或太长，如果时间太短，热身不充分，容易出现运动损伤；如果时间太长，体力过早消耗，会影响锻炼效果。

❱ 简单的 6 式热身运动

❶ 踝、膝、髋关节拉伸。

身体直立，左腿向左前方迈一大步，膝关节屈曲，右腿伸直，上身向左腿倾斜下压 15 次。然后，左腿伸直，右腿膝关节屈曲，上身向右腿倾斜下压 15 次。

❷ 踢腿，左右各 15 次。

左腿踢完 15 次，右腿再连续踢 15 次。

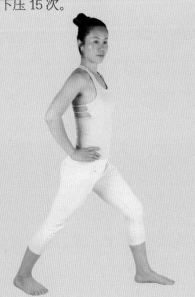
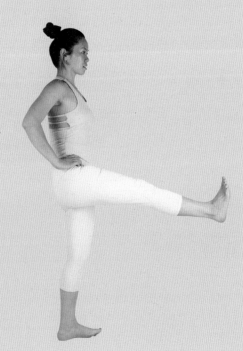

❸ 抱膝运动。

高抬腿，手臂做抱膝动作，左右腿交替各抱 15 次。

❹ 拉伸腿与手臂。

左手从身后抓住左脚尖，用力抻 15 次；再用右手从身后抓住右脚尖，用力抻 15 次。

❺ 弓步拉伸。

左脚前迈一步伸直，右腿微曲，手臂伸直，身体前倾，两手臂做从左大腿向左脚尖部的运动。然后换右侧做，每侧做 15 次。

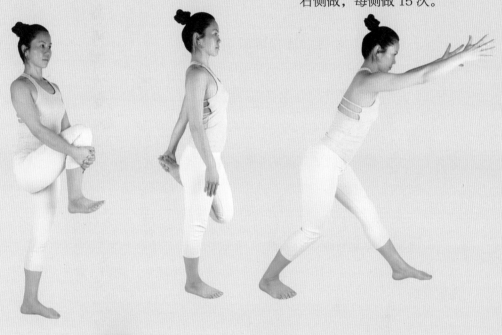

❻ 跳跃。

轻轻跳跃 30 次，有膝关节病的人可以不做此动作。

运动过后做一下整理运动，不仅可以促进乳酸代谢，缓解肌肉和关节的酸痛感，还可以减少再次运动由于没有恢复而造成的伤害。

运动后的整理运动可以是慢跑，也可以对负荷量比较大的肌肉做敲打放松。对于关节处的肌肉韧带可以静力拉伸和按摩放松。整理运动非常简单，但是却可以快速缓解运动后的疲劳。

心理健康，情绪稳定利于养膝

情绪是健康的"大当家"

心理健康和生理健康是同等重要的

一提起健康，人们往往重视生理方面的健康，忽视了心理方面的健康。实际上，心理健康和生理健康是同等重要的，二者是相互联系、相互制约，且相辅相成的。

伴随人类社会的不断进步和发展，现在，国内外医学专家普遍认为，在现实工作中必须将传统的单纯的生物医学模式转变为生物—心理—社会医学模式，重视人类心理健康和心理卫生的重大作用和地位，有效应对和消除心理、社会因素对人类健康的威胁。

情绪可以影响人的健康

如果生病后不能控制好自己的情绪，一味地悲伤、烦躁，会不利于人体恢复健康。

医学上有很多病例显示了调节情绪对疾病的康复所起到的积极作用。如今，很多康复的癌症患者，都是因为大病之后，反而什么事都看开了，每天都非常快乐，充满正能量。不少癌症患者抗癌成功的经验就是"能吃能睡，放宽心，配合医生，配合家人。"

影响人寿命的"杀手"——坏情绪

国外一名研究长寿问题的学者发现，在影响人寿命的因素中，情绪所占的比重是最大的，它一项就占了50%，其他如饮食、环境、生活习惯等加起来才占到50%。可见情绪才是决定健康的根本因素。

人生病后，情绪有所低落是很正常的，但要注意自己调节，不要沉浸在伤痛中不能自拔，那样只会让病情更严重。不良的情绪会让人出现失眠、神经衰弱，消化系统也出现各种问题。人得不到良好的休息和充足的营养补充，身体的自我修复能力就会很差，只借助药物，康复的时间往往会很长。

膝盖有病也要注重调节情绪

膝盖生病，患者日常的生活和工作受到的影响非常大。人更容易生出悲观、烦躁的情绪。

情绪不好，一样影响膝病康复

很多人觉得情绪不会对膝盖这种肢体疾病造成影响，其实不然，膝盖生病，情绪不好也会对疾病的康复产生影响。

正确对待病情，不要自己吓自己

膝盖有病的患者，要对自己的病情有一个正确的了解，增加治愈的信心，同时要调节好情绪，促进疾病的康复。膝关节病恢复时间一般都比较长，所以患者不要总是自己吓自己。要以积极的心态对待疾病，并且要有足够的耐心，不要因为关节疼痛不愈就想着，自己以后是不是不能再正常行走了，甚至怀疑自己得了骨癌等难以治疗的疾病。有病要积极治疗，不要自己吓自己，更不要丧失对生活的信心。

膝病只是人生小挫折

膝病患者心要放宽些，不要总觉得自己倒霉、运气不好才会得这种病。每个人在生活中都会有挫折，膝盖病也不过是其中的一种，积极预防，妥善治疗，是完全可以正常生活的。膝病充其量不过是人生中的一个小小挫折。生病期间，寻找新的兴趣点，适当做康复运动，让自己每天的生活都充实起来，膝盖病也可以好得更快一些。

小贴士

在患者的康复过程中，家属的态度起着很重要的作用。对于膝关节有病的家人，家属一定要有耐心，适当帮助他们做一些事。但不要事事代劳，让他们产生自己什么也做不了的悲观心理。

膝盖病患者这样调节情绪

❶ 看幽默故事，让郁闷的心情得到缓解。

❷ 经常与乐观、积极向上的人接触，与他们在一起谈天说地，让他们的乐观情绪影响你。

❸ 给自己找点坐着也能完成的事，积极地去完成它。让自己忙起来，没有太多的时间去想自己的病。如看书学习，女士还可以做做手工。

❹ 在家人的陪伴下，去海边看潮起潮落。大海的恢宏气势，会将你心中的烦恼冲淡。

❺ 做一些自己能做的运动，运动在调节人的情绪方面有着非常好的效果。而且膝关节有病，做运动还能有利于病情恢复。但是一定要掌握好度，过犹不及。

小贴士

冬季好心态，防骨关节病高发

冬季缺少色彩，阴冷多云的天气常使人们的情绪变得阴郁、低沉。骨关节病患者通常也会因为这个疾病高发季节的到来，而背上沉重的思想负担。情绪低落恰恰是产生骨关节问题的因素之一。因为患者情绪状态不佳，精神意志不积极，会使血液循环不畅，导致骨关节炎的患病概率增加。所以，建议在冬季多听一些舒缓的音乐，想一些高兴的事情，有意识地调整自己的心情。

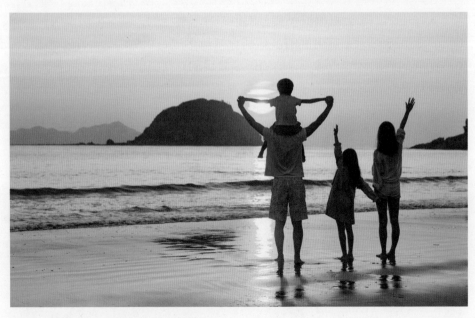

大海的恢宏气势，会冲淡你心中的烦恼

第五章

哪些问题会使
膝盖慢慢变老

膝盖健，腿未老，衰老离得远，
延缓衰老从保护膝盖做起。

膝盖常见的 6种典型异常症状

膝盖出现的任何不适都要引起足够的重视，膝盖病在早期都是比较容易治愈的，甚至只要把生活习惯调整一下就可以摆脱病症。一些因新陈代谢紊乱和病菌引发的膝关节痛则要进行系统的治疗，否则很可能对膝关节造成永久性的伤害。

❶ 膝盖内侧不适：爬楼梯时疼痛加重，用手摸会痛，比其他地方热，有的还会出肿胀的症状。

❷ 膝盖中间刺痛，左右扭动时疼痛加剧；膝盖不能自由活动，即不能弯曲或者伸直。

❸ 膝盖前面和侧面疼痛、肿胀，清晨僵硬感可持续30分钟以上；经常使用膝盖后感到疼痛；膝盖不适感通常在夜间加强；极端情况下，走路或者站立都感到疼痛；膝盖永久性地弯曲。

❹ 膝盖肿胀，像没充满气的气球。皮肤发红，但是疼痛感来源于膝盖和小腿内部。膝盖不能活动，被"卡"住。

❺ 膝盖发热的感觉，数小时内会出现剧痛。皮肤发红，皮肤下出现带有光泽的白色肿块。关节非常烫，而且僵硬。

❻ 走路或跑步时膝盖骨后侧及下侧剧痛。疼痛经常发作，以致睡眠困难。

小贴士

什么情况下必须到医院去检查

膝盖打晃或打软；膝关节受伤过程中听到或感觉到有声响，而且伤后膝关节很快就会肿起来；膝关节突然不能伸直，或者关节被"锁住""别住"；膝关节局部红、肿、热、痛；膝关节疼痛严重，甚至导致走路跛行，2~3日不能缓解。

诱发膝盖病的内因

磷酸盐沉积在膝关节

二羟焦磷酸钙结晶沉积于关节软骨滑膜或半月板会引发间歇性发作的急性关节炎、退行性关节炎，发作时关节红肿、发热、疼痛明显。急性发作时，往往突然起病，一般经常发生在一个膝关节，慢性发作时则会多关节一同发病，且易呈对称性。这种病在临床上被称为假性痛风。

谨防假性痛风发展成骨关节炎

假性痛风不仅会引发膝关节的疼痛，还会因治疗不及时，而发展成膝骨关节炎。

假性痛风性关节炎发生后，要及时进行治疗。控制病情的发展，一要控制行动，减少运动量，二要服用非甾体抗炎药。如果半月板已经被确定钙化，且出现类似于半月板绞锁者，应当进行半月板切除术，并对关节腔内的骨赘和游离体进行去除，以避免形成骨关节炎。

尿酸盐沉积在膝关节

痛风现在越来越被大家所熟识，生活条件好了，这种富贵病也越来越高发了。虽然痛风发作时主要是大脚趾出现疼痛症状，但也有一部分人是膝关节出现疼痛症状。主要症状为剧痛在数小时内来袭，皮肤发红，关节发热，不敢活动。症状持续3~10日，并在夜间发作。

❯ 食物嘌呤含量要做到心中有数

由痛风引发膝关节疼痛，治疗要从降低尿酸入手。尿酸是人体分解嘌呤的产物，患者在平时的饮食中要注意减少高嘌呤食物的摄入，从而减少体内的尿酸。

❯痛风性膝关节炎的饮食原则

❶ 控制总热量。痛风与肥胖、糖尿病、高脂血症、高血压等疾病关系密切，因此应限制热量，减轻体重，最好能使自己的体重低于理想体重的10%～15%。痛风患者的热量摄入需根据情况而定，休息时每日所需的热量按照每千克体重84～105千焦摄入，体力劳动时每日所需热量按照每千克体重126～167千焦摄入。对于肥胖或者超重的患者，需要采取低热量饮食，按照每千克体重42～84千焦摄入，不可过多吃零食，也不可每餐吃得过多、过饱。

❷ 少吃高嘌呤食物。根据不同的病情来决定膳食中的嘌呤含量，急性痛风时，每日嘌呤量应控制在150毫克以下，以免增加外源性嘌呤的摄入。间歇期避免进食高嘌呤食物。

❸ 限制蛋白质的摄入。可根据体重，按照比例来摄取，每千克体重应摄取0.8～1克的蛋白质，并以牛奶、鸡蛋为主。如果是瘦肉、鸡鸭肉等，应该煮沸

低嘌呤食物图谱

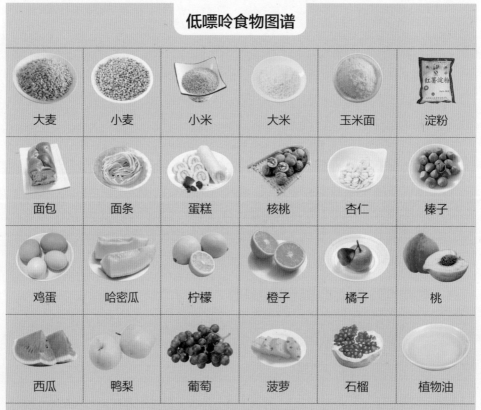

大麦	小麦	小米	大米	玉米面	淀粉
面包	面条	蛋糕	核桃	杏仁	榛子
鸡蛋	哈密瓜	柠檬	橙子	橘子	桃
西瓜	鸭梨	葡萄	菠萝	石榴	植物油

每日应主要食用低嘌呤食物，每100克食物中嘌呤含量小于25毫克，可以很好地控制病情。

后去汤食用，避免吃炖肉或卤肉。

④ 限制脂肪的摄入。因为脂肪可减少尿酸排出，所以痛风患者每日摄入量应控制在总热量的20%～25%，注意应以植物油为主，少吃动物脂肪。在烹调肉时，应先用水焯一下捞出，肉中的嘌呤可部分排出，从而降低肉食中的嘌呤量。

⑤ 摄入适量的碳水化合物。痛风患者每日宜摄入每千克体重4～5克，占总热量的50%～55%。热量的主要来源应以植物性食物为主，如面粉、米类，但不要过量，因为糖可增加尿酸的生成与排出。

⑥ 摄入充足的维生素和碱性食物。膳食中的维生素一定要充足，许多蔬菜和水果是碱性食物，既能够碱化尿，又能供给丰富的维生素和矿物质。

⑦ 大量饮水。液体量维持在每日2000毫升以上，最好能达到3000毫升，以保证尿量，促进尿酸的排出。但是要注意，肾功能不全时要注意摄水量。

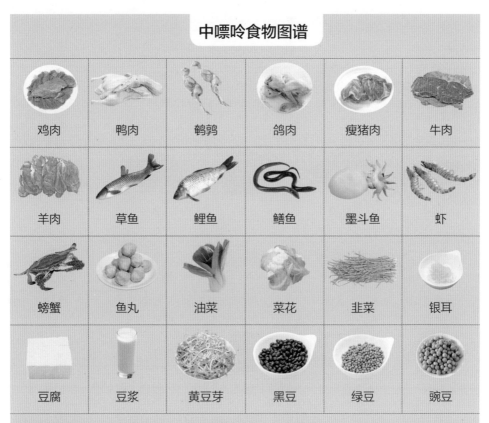

中嘌呤食物图谱

鸡肉	鸭肉	鹌鹑	鸽肉	瘦猪肉	牛肉
羊肉	草鱼	鲤鱼	鳝鱼	墨斗鱼	虾
螃蟹	鱼丸	油菜	菜花	韭菜	银耳
豆腐	豆浆	黄豆芽	黑豆	绿豆	豌豆

中嘌呤食物（每100克食物中嘌呤含量为25～150毫克）可以适当吃，以满足人体的营养需求。

⑧ 避免饮酒。酒精易使体内乳酸堆积，抑制尿酸排泄，长期少量饮酒还可刺激嘌呤合成增加，尤其是喝酒时再吃肉禽类食物，会使嘌呤的摄入量加倍，易诱发痛风。啤酒加海鲜最易导致痛风发作，应绝对禁止。

⑨ 少吃刺激性调料。花椒、咖喱、胡椒、辣椒、芥末、生姜等调料均能兴奋自主神经，诱使痛风发作，应尽量少吃。

⑩ 限制食盐摄入量。对合并高血压、心脏病、肾脏损害者应限制食盐的摄入，每日不超过6克，一般控制在2～5克。

⑪ 忌食火锅。火锅原料主要有动物内脏、虾、贝类、海鲜等，而且吃火锅时如果选择啤酒，则易摄入过高的嘌呤，切记不要喝火锅汤。

⑫ 严禁不吃或吃得太快。不能以减肥餐的方式来控制体重，以免因禁食造成细胞分解而将尿酸释出，导致体内尿酸过低。此外，不规则的饮食会导致肥胖，对身体也会产生不良影响。

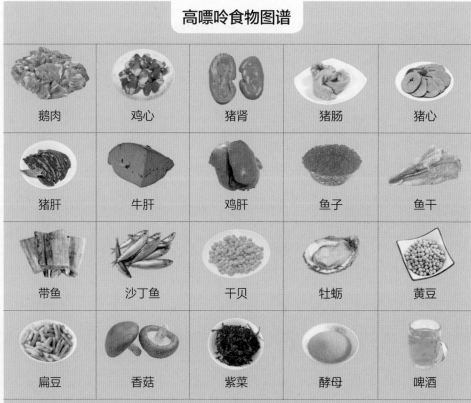

高嘌呤食物图谱

鹅肉	鸡心	猪肾	猪肠	猪心
猪肝	牛肝	鸡肝	鱼子	鱼干
带鱼	沙丁鱼	干贝	牡蛎	黄豆
扁豆	香菇	紫菜	酵母	啤酒

高嘌呤食物尽量少吃（每100克食物中嘌呤含量为150～1000毫克），以免增加人体排泄尿酸负担。但并不是绝对不可以吃，像黄豆、香菇这类营养价值很高的食物，在控制好每日嘌呤进食量的情况下，可以少量吃。

骨质疏松易引起胫骨骨折

各种营养不良和内分泌等因素可引起全身性骨质疏松，当骨密度减小时，骨骼的硬度和韧性都会减弱，在外力作用下极易引起骨折。成人胫骨扩大的近端主要为松质骨，所以在外力作用下胫骨平台为膝关节内骨折好发部位。老年人尤其是绝经后老年妇女特别容易发生骨折。另外，骨质疏松还会引发膝盖痛。

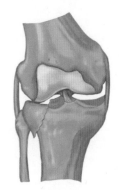 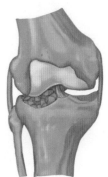 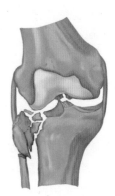 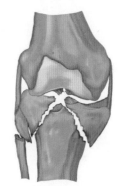

胫骨外侧髁　　　胫骨平台　　　胫骨平台　　　双髁骨折或倒
劈裂骨折　　　　塌陷骨折　　　移位骨折　　　"V"形骨折

骨刺的形成预示着膝关节不稳

随着年龄的增长，腿部的肌肉变得软弱，不能很好地使关节稳定，会使关节产生小的微动，这种异常活动对软骨造成损伤而出现纤毛变和退化，同时在关节边缘形成骨刺，即"牵引性骨刺"。因为关节之间有半月板，所以这些骨刺就在股骨和胫骨的边缘约 1 毫米处水平生长。它预示着膝关节的不稳，常见的象牙状骨刺就是在关节的边缘呈弧形生长的，继发于软骨的退变。

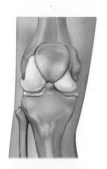 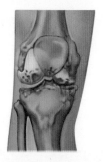

象牙状骨刺

细菌和病毒恋上你的膝关节

细菌和病毒是无孔不入的，当它进入到膝关节中，膝痛也就随之而来了。引发扁桃体炎、咽喉炎、鼻窦炎、肺结核、慢性胆囊炎、肠道炎、龋齿、梅毒、艾滋病等感染性疾病的细菌和病毒都有可能入侵膝关节，从而引发膝关节炎的发生。

为了预防感染性疾病的发生，尤其是患有风湿性关节炎的患者更应该注意提高自身的免疫力，以免使疾病反复发作，使膝关节受到更大的损害。

那么如何预防感染呢？

❶ 就医要到正规医院，尤其是输血或献血一定要注意血液来源，避免被传染疾病。

❷ 注意防寒保暖，预防上呼吸道疾病的发生。

❸ 经常运动，促进身体健康。

❹ 保证睡眠，让身体每日都能得到正常的休息。

❺ 合理饮食，远离腐坏和垃圾食品，远离消化道疾病。

❻ 在每日的饮食中加大抗感染食物的摄入量。

人之所以被细菌、病毒感染，是由于免疫力低下。维生素 A 是人体免疫系统建设的主力军，缺乏维生素 A 容易受到病毒和细菌的感染。含有维生素 A 较多的食物有蛋黄、动物肝等动物食品，含胡萝卜素较多的有黄红色蔬菜，如南瓜、胡萝卜、西红柿等，此外维生素 B_6、维生素 B_{12}、维生素 C、维生素 E 等也具有一定的增强免疫力作用，富含此类维生素的有土豆、燕麦以及新鲜蔬菜和水果等。

小贴士

什么情况下必须到医院去检查

膝关节高度肿胀，关节囊松弛，关节不稳定，关节骨有自由活动的骨块，关节呈半脱位、脱位状态，但没有痛感，局部按压痛感也不明显，这时可以考虑是否为夏科关节炎——神经障碍引发的一种关节炎。

抗感染食物图谱

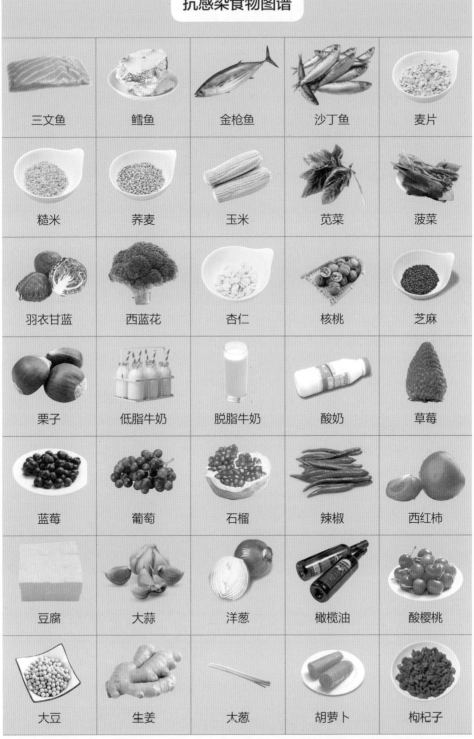

三文鱼	鳕鱼	金枪鱼	沙丁鱼	麦片
糙米	荞麦	玉米	苋菜	菠菜
羽衣甘蓝	西蓝花	杏仁	核桃	芝麻
栗子	低脂牛奶	脱脂牛奶	酸奶	草莓
蓝莓	葡萄	石榴	辣椒	西红柿
豆腐	大蒜	洋葱	橄榄油	酸樱桃
大豆	生姜	大葱	胡萝卜	枸杞子

腰椎和髋关节出问题也会连累膝关节

膝盖痛并不一定是膝盖病

很多人出现膝关节疼痛后，会选择在膝关节疼痛处贴膏药，但是贴了几十副膏药，仍然效果不佳，吃治疗膝盖痛的药物也不见多大起色。

为什么会出现这种情况呢？人体是个统一体，并不是只有膝盖有病才会引起膝盖痛。常规的头痛医头往往在临床中会碰壁。

腰椎和髋关节病变也会影响到膝盖

腰椎和髋关节发生病变的时候，会累及膝关节引起疼痛。原因就是腰椎处有坐骨神经、股神经发出，一直分布至下肢；而髋关节处则有闭孔神经经过，这条闭孔神经继续往下肢方向走，途中也会经过膝关节。当腰、髋出现病变时，会刺激腰、髋处的神经，向我们的大脑发出疼痛信号，大脑会接收这个疼痛信号，但有时对于疼痛的位置定位会出现偏差，本来是腰部疼痛，但大脑反应出的结果却是膝关节处，所以人们就误把腰椎和髋关节的疾病误认为是膝关节的问题了。

久治不愈的膝盖痛要注意检查腰椎

中老年女性常出现单侧膝关节内侧或外侧疼痛、肿胀、活动受限，久站久行后会疼痛，休息后减轻。但是稍有不慎就会反复发作，病情可持续数月以上，用常规方法治疗日久不愈，此时就可以考虑是否为腰椎的影响。一般情况下按压腰部会有痛感，但有的患者也可以没有腰痛症状。

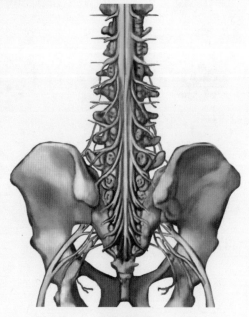

坐骨神经图

股骨头坏死可引起膝关节内侧疼痛

股骨头坏死时有30%～40%患者表现为膝关节内侧疼痛，特别是40岁以上的患者，要注意防治股骨头坏死。

❯ 判断股骨头坏死的方法

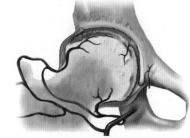

股骨头缺血性坏死

❶ 髋部疼痛，髋关节屈曲受限，如不能跷二郎腿。

❷ 大腿内旋受限，硬要旋转疼痛会加重，而且在腹股沟正中点出现一阵一阵的刺痛，刺痛时间逐渐延长。

❸ 双腿不等长等现象。如果出现上述症状要想到股骨头坏死。

❯ 股骨头坏死的诱因

❶ 在治疗类风关节炎、皮肌炎血液病、肾炎、多发性神经炎等疾病时，长期或大量使用肾上腺皮脂激素类药物。

❷ 平日长期大量饮酒，易诱发血管炎，还会减弱人体对疼痛的敏感性，使负重的股骨头在负重超出正常范围时，也不会有疼痛反应，长此以往就会造成股骨头坏死。

❸ 股骨颈骨折，尤其是儿童与青少年，因受伤引发的股骨头坏死率非常高。

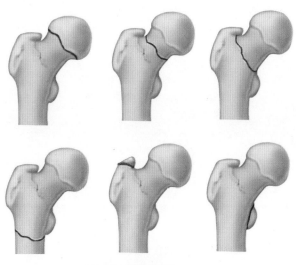

股骨头骨折示意图

诱发膝盖病的外因

肥胖让膝关节的损伤防不胜防

在中国，超过 1/4 的骨关节炎患者有肥胖问题，可见肥胖对关节健康有着重要的影响。

❱ 膝盖退化速度与体重呈正相关

膝盖是人体最大的承重关节，正常人的膝关节平均承重是标准体重的一半。承受重量越多，关节软骨磨损的概率也越大，肌腱也越容易受伤，膝关节退化也越快。尤其是对肥胖的中年妇女，危害更大。

相关数据表明，肥胖的中年妇女患双膝骨性关节炎的危险性比普通妇女高出 18 倍，且患有骨性关节炎的中年妇女中，65% 可能由肥胖引起。适当的健康减肥可以缓解关节炎引发的疼痛和肢体障碍等症状，还对治愈关节炎有着积极的作用。减轻自身体重 10% 的骨关节炎患者，其行为能力会得到明显提高。

❱ 肥胖会间接导致膝关节活动受限

肥胖者易患糖尿病，糖尿病极易发生动脉硬化和微血管病变，造成骨关节营养障碍，易受损伤及感染，由此而造成关节面、关节囊破坏和骨质病变。

糖尿病不易发现，发现糖尿病往往是因为其引发的并发症，此时它对人体已经造成了很大的伤害。

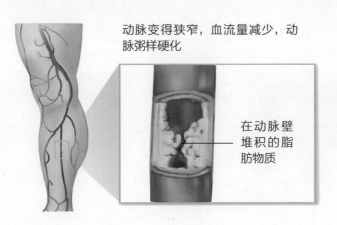

动脉变得狭窄，血流量减少，动脉粥样硬化

高血糖会导致血管内皮细胞受损，脂肪更容易堆积在血管壁上

在动脉壁堆积的脂肪物质

减肥的饮食控制法

挑选热量低的食物

适当在饮食中增加热量低的食物的摄入量。可以将每日的热量摄入控制在一个较低的水平，长期以往，体重自然会降下来。各类食物每日摄入量可参考下表。

食物种类	每日摄入量（克）
大米、面、杂粮（干重）	<150
蔬菜（绿叶类尤佳）	>750
水果	≥ 400
畜肉	≤ 50
水产品	≤ 75
蛋	≤ 60
大豆及豆制品（大豆的净含量）	≤ 40
食用油	≤ 25

晚饭有讲究

晚饭尽量早一点吃，与上床睡觉的间隔超过4小时，以便食物的消化，这样不仅可预防消化道疾病，还可以减肥。如果晚餐少进食高蛋白类食物，以蔬菜和杂粮为主，并且只吃七八分饱，减肥效果更佳。

多饮水，不要喝饮料与果汁

多饮水可以促进人体的新陈代谢，水还可润滑肠道，便于人体内的废物和毒物排出，防止脂肪在人体内的堆积并能改善便秘。不要喝饮料与果汁，它们的热量比水高，过多饮用会使人肥胖，而且有些饮料还会导致体内钙质的流失，对健康造成很大的伤害。

慢食减肥法

食物入口，多咀嚼几次，让食物得到最大程度的粉碎，并与唾液充分混合，使食物进入胃肠后可以快速分解为人体可直接吸收的葡萄糖。人体血液中的葡萄糖含量升高到一定水平，人就会感觉到饱了，所以慢食吃比较少的食物就可以达到吃饱的感觉。

提前进餐减肥法

在人体饥饿之前提早进餐，早饭安排在6点之前，午饭安排在10点钟左右，晚饭在下午5点以前，即可收到良好的减肥效果。

少量多餐减肥法

每日不固定吃几餐，饿了就少吃一点，这样可以减少空腹时间，减少脂肪的堆积。

❯ 减肥养肝的推揉腹部法

推揉腹部可以起到如下保健作用。

❶ 不等力度、速度不规则地刺激腹部的神经末梢，使腹壁毛细血管畅通，促进脂肪消耗。

❷ 推腹不仅可减肥，还可以预防便秘。

❸ 无论是推腹还是按揉腹部，都可起到舒肝解郁、解除肝区隐痛、缓解腹胀、增强食欲的作用。

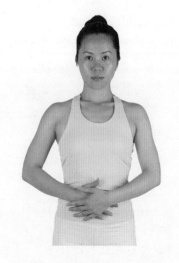

❯ 泡热水澡减肥法

泡热水澡是公认的减肥方法之一。泡澡水的温度一般设在37~39℃，也可根据自身的耐受力适当升温。泡热水澡不仅能减肥，还可使人的免疫力得到提高，有的性格都变得更活泼外向。

在肚脐右侧是往上推动，到肚脐上面时往左推动，然后往下推，再往右推，如此循环反复。

为了达到更好的减肥效果，可以在泡澡的过程中对身体比较肥胖的地方进行按摩，或多做一些伸展肢体的运动，如抬腿、举臂等。

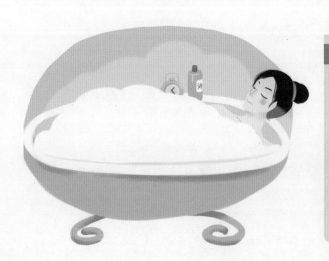

小贴士

泡热水澡有不错的减肥效果，但是也不能泡太长时间。长时间泡在热水中会使皮肤干燥、瘙痒。另外，泡热水澡后一定要注意保暖，尤其是冬天，否则身体易受寒，对健康非常不利。

运动引起的膝关节扭挫伤、骨折

❯ 关节挫伤

关节处直接承受暴力，关节囊与滑膜受伤，表现为出血、肿胀、疼痛、活动障碍，还可能出现瘀斑。

❯ 关节扭伤

如从高处跳下、下自行车时车速过快，可导致膝关节承受间接暴力处于外翻或内翻位，使关节囊和韧带受损，韧带撕裂、松弛、完全断裂，韧带附着的骨撕裂，关节内出血。

❯ 关节骨折

承受暴力（间接或直接）较大，引起胫骨或股骨远端、髌骨、腓骨等发生骨折，并对关节骨的软骨表面平整度产生影响。

❯ 关节脱位

可因直接或间接暴力引起，易导致关节髌骨软骨、半月板、韧带损伤，关节头离开关节窝。

❯ 关节骨折脱位

受到较强暴力，骨折与脱位同时发生。

> **小 贴 士**
>
> **急性扭伤会引起骨性关节炎吗?**
>
> 急性扭伤不会直接导致骨性关节炎，但急性扭伤后若处理不当可以成为骨性关节炎发病的诱因。急性扭伤时压力的增加会引起软骨的损伤。

反复扭挫伤让你的关节功能退化

膝关节首次受伤时，症状表现比较明显，会出现膝关节肿胀、疼痛，有明显瘀斑等症状。如果反复受伤，会导致关节中的软骨磨损严重，韧带和关节囊等组织的韧性降低，耐痛性反而升高，膝关节的稳定性下降，日后更容易扭伤。在以后的扭伤中，膝关节虽然没有明显的肿胀或疼痛，但容易引起继发性的膝关节周围肌肉萎缩、滑膜炎和软骨损伤，并导致膝关节稳定性进一步下降，形成恶性循环，最终关节功能快速退化。

❯ 如何避免关节反复扭挫伤

首先，对于已经发生的关节闭合性损伤要给予高度重视。如果关节脱位，则应尽早手法复位，防止血管、神经、韧带、关节囊等发生不可治愈的伤害而致残。复位后，最好用石膏外固定，并进行功能康复。并且一定要等到受损组织完全康复后，才可正常使用膝关节，以避免重复受伤。

其次，不做有危险的动作，如从较高的地方跳下，不抬举过重的物品。

最后，在运动中注意防护，如运动前要充分活动好关节，并配带护膝。

膝关节急性扭挫伤可用"PRICE"原则进行治疗

"PRICE"原则是目前国内外普遍认同的针对急性损伤的处理原则，包括保护、休息、冰敷、加压包扎、抬高受伤部位。

P——保护。保护受伤部位，避免再次受伤。

R——休息。不要总是去触动受伤部位，看看是否有好转。休息几天，让受伤部位有一个自然恢复过程。

I——冰敷。先使用毛巾包一些碎冰，对扭伤处进行局部冷敷，避免过多活动。一定不要热敷、揉搓及涂抹活血化瘀药物。48~72小时后，扭伤局部会进入血肿吸收和组织修复期。

C——加压包扎。用绷带捆绑受伤部位，将冰袋固定在受伤部位。

E——抬高受伤部位。将受伤的部位抬高于心脏平面，可以促进血液回流，减轻肿胀。

近年来更推荐"POLICE"原则进行治疗

❯ "POLICE"理念的提出，是对现代康复理念的一种更新

2011年9月7日，《英国运动医学医学杂志》（BJSM）在线的一篇文章"PRICE needs updating,should we call the POLICE?"为沉寂了30多年的急性软组织损伤的治疗原则问题放出一颗炸弹。《运动科学论坛》随即在9月8日，在国内媒体上报道这篇论文。该文提出的POLICE原则给我们带来全新的理念。其中从PRICE→POLICE，把R换成了OL，即把休息（Rest）换成了最佳负荷（OL，Optimal Loading）。这个理念的改变是从以往的各种研究分析得出的。研究发现，单纯的休息可能是对机体的一种损伤，而不是良好作用。而用合理的负荷刺激来代替休息是一种很好的解决方案。

❱ "POLICE" 强调通过安全有效的负荷刺激去治疗急性软组织损伤

"POLICE" 原则提醒临床医生通过安全和有效的负荷刺激去治疗急性软组织损伤。

最佳负荷的内容：平衡、递增负荷的康复训练计划来替代 PRICE 中的制动休息 (R)；早期康复中的 OL 可以通过加力或减力的方式来进行控制和调节；加力——抗阻训练是最典型的调整和控制 OL 的加力方式，阻力可以来自器械，还可以来自康复师的徒手技术；减力——通过休息、制动的护具、康复助行器、运动贴布来实现 OL 的减力调节和控制。

膝盖三联伤是怎么回事

人在正常站立的情况下，内侧膝关节承受了 60% 的体重。在膝关节的内侧，半月板、副韧带和前交叉韧带联系更紧密，在强大的旋转暴力作用下，内侧副韧带完全断裂的同时易牵拉内侧半月板和前交叉韧带也受到损伤，即膝关节三联伤。

❱ 膝盖三联伤，要到专业医院救治

膝关节三联伤是严重危害膝关节功能的复杂性损伤之一，且误诊率高，处理也较复杂。因此，必须到专业的医疗机构请专业医生诊治。

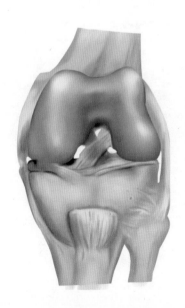

出现膝关节痛如何及时应对

❶ 立即仰卧休息。将膝关节调整至最适合的姿势，轻轻弯曲疼痛的膝关节。可以在膝关节下垫上毛巾，但不要垫得太高，可稍高于心脏。暂时避免容易使膝关节受伤的动作和体育运动。

❷ 给膝盖降温。可以用冷水或冰块冷敷膝关节，每次 15 分钟，每 2 小时 1 次。有条件的可使用冷却喷雾剂。

❸ 可使用护膝或绷带。使用护膝或绷带包裹能够防止膝关节发生肿胀。

> **小贴士**
>
> 韧带的伸缩性降低、损伤、断裂都会导致膝关节疼痛，膝关节韧带的损伤常导致膝关节的不稳定。
>
> 受伤后膝关节不稳，可佩戴护膝保护，以增加膝关节的稳定性。

膝关节痛可以打封闭针吗

很多人关节疼痛，用过多种治疗方法后，没有获得明显的改善，医生会建议患者打封闭针。但是很多患者不敢采用此种疗法。原因就是听人说，打封闭针其实就是往膝盖里打激素。

一提到激素，就让人害怕激素可能会给身体带来的不良反应。那么膝盖痛打封闭针真会身体带来各种不良反应吗？

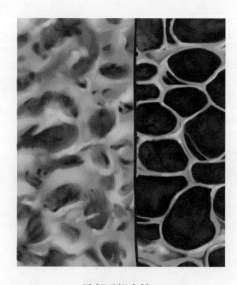

膝部毛细血管

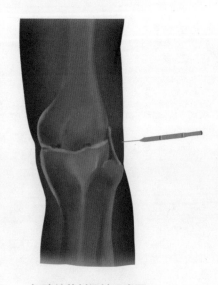

打膝关节封闭针示意图

封闭针的确是医生利用激素的抗炎作用，通过改善毛细血管通透性，阻断致病因子损害，抑制炎症反应，减轻疼痛，抑制纤维结缔组织增生。对于膝关节处因筋膜、肌腱受损引发的有明显触痛点的疼痛有很好的控制作用。一般只需治疗1次或者几次，症状即可消失。而激素只有长期、大剂量反复应用才会诱发高血压、胃溃疡、骨质疏松、股骨头坏死、向心性肥胖、多毛、机体抵抗力下降、伤口愈合速度减慢等不良反应。

如果严格无菌操作，一般来说是安全的，但打封闭针并不是一点风险都没有。因为封闭针中有激素，所以增加了感染的机会和风险，一旦感染，扩散会非常快，且很难治愈。因此，膝关节痛需要打封闭针时一定要到正规的医院，真正达到在无菌条件下打封闭针。有的患者打封闭针时痛感剧烈，这多数是由于医生操作不准确导致的。

你的膝关节为什么会不稳

韧带与关节囊有加强和固定关节的作用，膝关节不稳，原因就在于起固定关节作用的韧带、关节囊等的功能出了问题。

站立、上下楼梯、转身、走路时，膝关节都有不稳感，这些都是典型的膝关节不稳定。

一般而言，膝盖不稳者都有膝盖受伤史，尤其是重复受伤，又没有得到彻底治疗，更容易导致膝关节不稳定。

膝盖的某一韧带损伤后，患者稍做治疗、休息后，痛感就会消失，膝盖不稳定现象也不明显，患者就以为已经康复了，开始正常使用膝关节。但事实上，韧带损伤并没有得到彻底的恢复。在日后的使用中，受伤韧带会使韧带组合整体稳定作用被破坏，膝关节在运动中失去平衡，会加重其他未受伤的韧带和半月板的负担。反复的异常牵拉，某些韧带或关节囊会渐渐松弛，导致膝关节不稳，甚至引发半月板撕裂，最终导致骨性关节炎，给生活带来极大的困扰。

❯冰敷治疗韧带损伤

韧带损伤一般会采取冰敷来治疗，碎冰块或冻豌豆用毛巾包裹外敷于患处，一次20~30毫米，每日3~4次，可以止痛消肿。

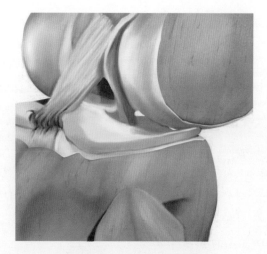

韧带受伤，会使膝关节不稳

髌骨不稳定是怎么回事

当外伤、先天性或后天性疾病使膝关节的平衡遭到破坏时，髌骨可偏离正常位置，发生髌骨偏移、髌骨倾斜、髌骨高位、髌骨半脱位等。如髌骨软骨软化症患者因为疼痛，活动量减少，主管膝关节运动的股四头肌得不到锻炼会明显萎缩，伸缩时产生的力量也会减小。膝关节运动时，它将无法继续维持膝关节的稳定，髌骨的位置就容易发生偏移。

髌骨不稳定以年轻女性多见，是膝前疼痛的常见原因。那么得了髌骨不稳定要怎么办呢？可以通过保守治疗或手术治疗来解决问题。

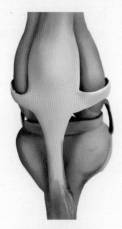

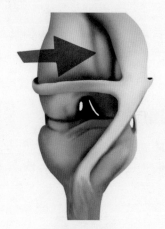

髌骨正常的位置　　　　　　**髌骨脱位演示**

保护膝关节要注意保暖

寒冷潮湿容易引发膝关节疼痛

膝盖因为表面的肌肉和脂肪层比较薄，所以更容易受寒冷潮湿的影响，导致关节滑膜分泌滑液减少、关节液交换减弱，长期会导致关节退化及破坏。

日常生活中容易让膝盖遭受寒冷潮湿影响的情况有以下几种。

居住环境潮湿，如长期居住在地下室。如果居住在潮湿的环境，要多到室外晒太阳，或者经常在家做艾灸。中医认为，艾为纯阳之物，用艾条灸膝关节部位的足三里、三阴交等穴位，可以有效祛除体内湿气。

涉水冒雨或在雾浓露重的情况下工作。要穿结实坚固的鞋子，防止湿气从足部进入膝关节，进而进入体内。

睡觉时，窗子没有关严，有风吹进来。中医讲"虚邪贼风，无孔不入"，睡觉时不关好门窗，不盖严被子，风邪很容易从窗户悄悄潜入，停留在你的膝关节处。所以，睡前一定要关好门窗、盖好被子。

气候突变，冷热交错。如气温忽降忽升，衣物加减不及时。因此，寒暑易节，随着季节气候的变化，要学会调整自己的穿衣。

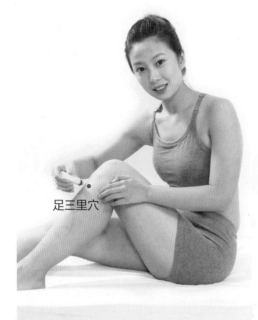

足三里穴

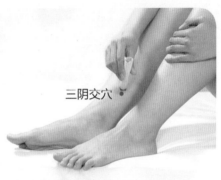

艾灸膝部穴位，可以有效祛除膝内湿气，防止膝盖疼痛。

三阴交穴

膝关节驱邪的 3 个妙招

揉膝盖法

❶ 取坐位，脚跟并拢，双膝微屈，两手轻按于两膝髌骨上，双手虎口相对快速左右摩挲膝关节，由外向内揉动 30 次，再由内向外揉动 30 次。

❷ 用拇指轻轻按揉膝部疼痛点 2 分钟，以膝部感到舒适为度。适合膝盖处痛感比较明显的人。

拍膝盖法

站位、坐位均可，用双手掌心用力拍打两个膝盖，每次拍打 10 分钟左右。早上起床时、中午、晚上睡前各 1 次。对于缓解膝关节的僵直、疼痛均有一定的疗效。膝盖疼痛剧烈的可用揉膝盖法。

隔姜灸

选新鲜老姜切片，厚度为0.2～0.5厘米，大小根据所选用艾柱的大小而定，姜片上用牙签穿刺数孔，放在膝关节疼痛处。

艾柱放在其上，点燃。如果局部出现灼痛，略略提起姜片，可以移动姜片，或更换艾柱再灸。一般每次灸15～30分钟，以局部潮红为度。

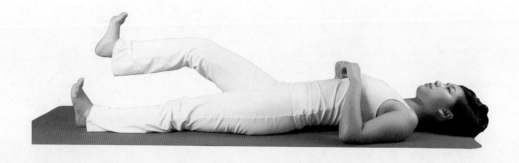

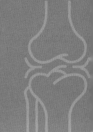

膝内翻和膝外翻有什么危害，如何预防和矫正

膝内翻、膝外翻及下肢正常力线

❯ 膝内翻

膝内翻俗称 O 型腿，双腿伸直，两足内踝靠拢时，膝盖不能碰在一起。即在膝关节处，膝关节向内翻转，关节面向内倾斜。

❯ 膝外翻

膝外翻俗称 X 型腿，两足并立时，两侧膝关节碰在一起，而两足内踝无法靠拢。即膝关节向外翻转，关节面向外倾斜。

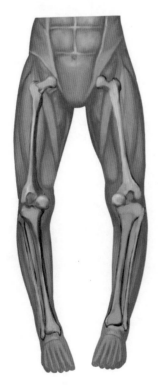

O型腿

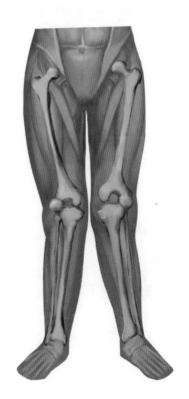

X型腿

下肢正常力线

❶ 正面看，双下肢直立、并拢，双膝关节内侧可接触，双小腿略向外倾斜，双踝关节可以靠拢。

❷ 侧面看，躯干、大腿、小腿在一条直线上，重心由髋关节经膝关节后方落在踝关节中心。

❸ 俯瞰，自骨盆的髂前上棘处与足第一、第二趾之间的连线，平分髌骨。

膝内翻和膝外翻的危害

❶ 膝内翻或膝外翻会使人体的下肢力线不正常。正常的下肢力线可以使各关节均匀分担体重及压力，不容易磨损，反之，则会导致关节易磨损。

❷ 无论是膝内翻还是膝外翻，如果不及时矫正，都会导致症状越来越严重，最终因膝盖内侧或外侧的受力过大，关节磨损过多，造成关节面软骨的破坏，继发膝盖骨性关节炎，出现一系列的临床症状。

❸ 膝内翻或膝外翻形成外观上的畸形，破坏了人的形体美。尤其是对于爱美的青少年，形体不美往往会使有些人因此精神压抑，甚至悲观厌世。

膝内翻的轻重程度划分

膝内翻常态膝距

膝内翻常态膝距指的是直立时两足踝部靠拢、双腿和膝关节放松，双膝关节内侧的距离。

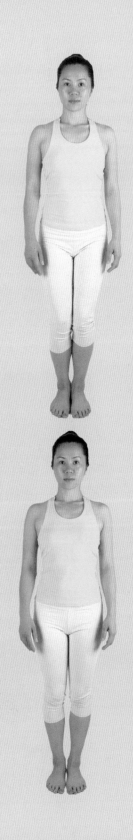

▶ 膝内翻主动膝距

膝内翻主动膝距指的是直立时两足踝部靠拢、腿部和膝关节向内用力并拢，双膝关节内侧的距离。

▶ 轻重程度划分

根据常态膝距和主动膝距的大小，膝内翻分为Ⅰ、Ⅱ、Ⅲ、Ⅳ四度。

常态膝距在3厘米以下，主动膝距为0的属Ⅰ度。

常态膝距在3厘米以下，主动膝距大于0的属Ⅱ度。

常态膝距在3～5厘米，主动膝距大于0的属Ⅲ度。

常态膝距在5厘米以上，主动膝距大于0的属Ⅳ度。

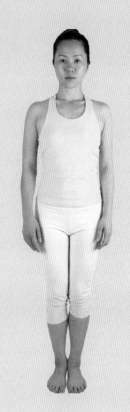

膝外翻的轻重程度划分

▶ 膝外翻常态踝距

膝外翻常态踝距指的是直立时双膝关节靠拢、双腿和膝关节放松，两足踝部内侧的距离。

▶ 膝外翻主动踝距

膝外翻主动踝距指的是直立时双膝关节靠拢、腿部和膝关节向内用力并拢，两足踝部内侧的距离。

▶ 轻重程度划分

根据常态踝距和主动踝距的大小，膝外翻分为轻度、中度、重度。

常态踝距在3厘米以下，主动踝距为0的属轻度。

常态踝距在3～6厘米，主动踝距大于0的属中度。

常态踝距在6厘米以上的属重度。

膝内翻和膝外翻的矫正方法

轻微的膝外翻和膝内翻，正确运动，合理饮食调理

❶ 轻微的膝内翻和膝外翻儿童可以不作矫正，每日注意饮食补钙，不过度使用下肢。

❷ 每日 1 袋纯牛奶，阳光浴不可少。

❸ 骑童车，车座高度要适中，不要上下楼梯。

矫正膝内翻和膝外翻的鞋垫

穿矫形鞋垫辅助矫正。膝外翻者，可将鞋底的内侧垫高；膝内翻者，则将鞋底的外侧垫高。

使用矫正鞋垫可以改变双脚不正确的负力点，调节人体因膝盖内外翻导致的负力线不垂直状态。不过要长期使用，才能收到良好的效果。

重度膝内翻和膝外翻，可用手术矫正

膝内翻：当患儿年龄大于 10 岁，且膝内翻常态膝距大于 7.5 厘米时，要考虑手术矫形。

膝外翻：当患儿单侧外翻畸形者常态踝距在 5 厘米以上，双侧畸形常态踝距在 10 厘米以上时，要进行手术矫形。

矫正膝内翻和膝外翻可以采用支具治疗。轻度膝外翻只需要夜用支具，中度以上膝外翻还要加用白天使用的支具。例如，可以白天用矫正鞋垫，晚上使用绑腿或夹板。

膝内翻、膝外翻是否会遗传

人类所遗传的物质是遗传信息，个体的遗传信息都储存在基因中，基因是决定人类遗传和变异的内因。由于引起膝内、外翻的后天性疾病，例如外伤、维生素缺乏及小儿麻痹等，在患者的细胞核内本无遗传畸形的致病基因存在，疾病本身也不会在体内产生遗传膝内、外翻的疾病基因，这种膝内、外翻不能遗传，所以不是所有的膝内、外翻患者都会将畸形传递给后代，而只是引起膝内、外翻的遗传疾病才会把畸形传给下一代。这种遗传疾病可分为两大类：一类是先天性代谢异常性疾病；另一类是遗传性骨发育异常，常见的有软骨发育不全、干骺端软骨发育不良、干骺续连症、多发性内生软骨瘤等。

膝盖病人人都会得，
保养膝盖要从娃娃抓起

膝盖病并不是老年人的专利，年轻人甚至是儿童也有可能患膝盖疾病。不健康的膝盖会让孩子与青少年过早发生退变和破坏。

婴幼儿特别容易出现膝内翻和膝外翻

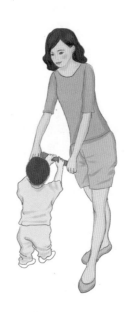

胎儿在母体内生长发育受到空间的限制，婴儿一出生下肢都存在不同程度的膝内翻状态。随着孩子的长大，这种情况会逐渐得到改善，但是在学走路的过程中，又会因保持身体平稳，而采取双足分开的走路姿势，这又有可能造成膝外翻。

一般生理性的膝外翻在孩子 3~4 岁时可自行矫正，而生理性的膝内翻一般要到孩子 11 岁时才能自行矫正。这一时期如果婴幼儿营养不良或受外伤，就会将这种生理性的膝内翻和膝外翻变成病理性的膝内翻和膝外翻。病理性的膝内翻、膝外翻很难治愈。

如何预防婴幼儿的膝内翻和膝外翻

婴幼儿的膝外翻和膝内翻畸形 70% 来自佝偻病。而佝偻病是可以预防和治疗的，预防婴幼儿的膝外翻和膝内翻畸形可以从预防佝偻病入手。

首先，胎儿期和哺乳期，母亲合理饮食，注意营养搭配，孕后期胎儿对钙磷需求量大增，孕妇要及时补充，以免影响胎儿发育，并注意多晒太阳。

其次，婴儿出生后最好坚持母乳喂养，母乳不足要注意添加牛奶、蛋黄、豆浆等食物。

最后，出生 4 个月以后，每日要进行日光浴；1 岁以上要注意补充钙和维生素 D。

青少年要预防青春期膝内翻和膝外翻

▶ 青春期膝内翻和膝外翻

很多孩子在儿童时期双膝关节是正常的，到了青春期反而出现膝内翻和膝外翻，这个时期发病的概率占到膝内翻和膝外翻发病率的 30% 左右。其中，女性患者尤其多，占90% 以上。因此，女孩尤其要注意预防青春期膝内翻和膝外翻。

▶ 青春期孩子为什么更容易发病

青春期是孩子身体发育的第二个高峰，在这个阶段儿童的身高和形态均有明显变化。有些儿童发育很快，甚至一年就能长十几厘米，此时就需要大量的营养来满足生长发育，如果营养成分缺乏，尤其是钙缺乏，就会导致骨质疏松和骨软化，从而引起膝内翻或膝外翻。

青春期的女孩比男孩发育速度快，而且因为要经历月经初潮，在各种激素的作用下，她们对钙的需求量也更大。如果偏食或营养缺乏，出现膝内翻和膝外翻的概率就会增高。

▶ 饮食加运动预防青春期膝外翻

男孩发生膝内翻和膝外翻的概率小，还有一个原因就是他们的户外活动一般比女孩多，接受的日光照射多。光照有利于人体合成维生素 D，且运动也可促进人体对钙的吸收，所以青春期多进行户外活动是预防膝内翻和膝外翻的好方法。

另外，就是适应人体发育的需要合理饮食，给身体提供足够的营养，不偏食，适量增加鱼、肉、蛋、奶的摄入量。如果 1 年内身高增长超过 10 厘米，就要口服维生素 D 和钙营养素。

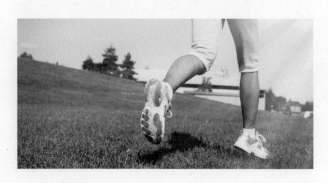

太阳光照射在皮肤上，可促进人体内维生素 D 的合成，预防膝内翻和膝外翻。

运动可以促进人体对钙、维生素 D 的吸收，而且可以锻炼膝部，也有利于预防膝内翻和膝外翻。

儿童、青少年及中老年女性易患髌骨软化症

髌骨软化症可发生在各个年龄段，喜欢运动的儿童和青少年易患些病，很多孩子的生长痛可能是髌骨软化症的误诊。髌骨软化症的另一个高发人群是中老年女性，原因是女性的生理性膝外翻角度比男性要大，所以易患这种病。

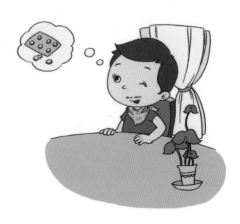

小孩子运动后出现髌骨后面痛，即使休息后能得到缓解也不要掉以轻心，很可能是运动时伤了髌骨软骨。不及时治疗，就会转变为髌骨软化症，会有髌骨轻度脱位、髌骨畸形及股四头肌萎缩的情况出现，治疗起来费时费力。

膝骨关节炎是老年人的高发病

膝骨关节炎又称老年性关节炎，这种病的高发人群以老年人为主。膝骨关节炎其实是髌骨软化症进一步发展而成的，它要比髌骨软化症更严重一些。此时不仅髌骨软骨出现剥落，其对着的股骨髁软骨面也出现了病理性病变，膝关节的其他部分也会发生相应的退变，对膝关节的损害非常大。因此，中老年人预防膝骨关节炎就要及时治疗髌骨软化症，这是关键中的关键。

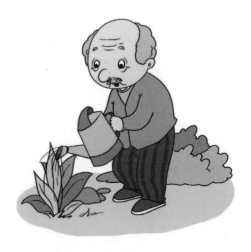

老年人也会发生膝内翻。因为人体 60% 的重量是由膝关节内侧承受的，所以膝关节的内侧半月板的退变发生也比较早，股四头肌也会逐渐萎缩，在外力作用下外侧韧带松弛，从而逐渐产生膝内翻。一般主要表现为膝关节疼痛，开始时，休息后就可得到缓解，以后会逐渐加重，最终发展成膝骨关节炎。

保养好膝盖，
运动养膝更有效

养膝不能一味地依赖保健品

保养膝盖、延缓衰老，很多人马上就会想到含钙和维生素 D 的保健品，孩子大量补维生素 D，成人大量补钙，这种做法其实是非常要不得的。保健品并不是万能的，一旦食用过量会对身体造成伤害。维生素 D 过量会引发中毒，钙摄入过量会导致锌、镁、磷、铁的吸收减少，对膝盖保养反而有害。

使用中药养膝并不是最好的选择

是药三分毒，有药物毒性会对肝肾产生一定的不良反应。一旦过量，对人体的损害就会非常大，例如有壮骨作用的何首乌，长期少量食用也可能引发急性肝炎。因此，养膝不能依赖中草药。

保护好膝盖，运动很有必要

首先，运动可以给关节中的软骨提供营养，没有运动，关节软骨得不到足够的营养供给。

其次，合理的运动可以促进人体的新陈代谢，让膝关节的功能可以正常发挥。

再次，不运动的人会长胖，增加关节负担。

最后，保养膝关节要合理运动，尤其是老年人负重的屈伸关节运动最好少做。需要提醒注意的是，运动保护膝关节的要点是"不过度负重"。

负重屈伸关节运动	非负重屈伸关节运动
上下楼梯	骑自行车
爬山	游泳
下蹲	引体向上
跪坐	

第六章

与膝盖疾病说再见，把青春活力找回来

如果你不幸患了膝盖疾病，也无须太担心。
只要你积极治疗，并做好家庭保健，
就可以让自己重新恢复青春活力。

髌骨软化症

髌骨软化症又称髌骨软骨炎，是软骨退行性改变，包括软骨肿胀、碎裂、脱落，最后骨髁的对应部位也发生同样病变的一种常见病。好发于青壮年，尤其是运动员和体育爱好者更为常见。

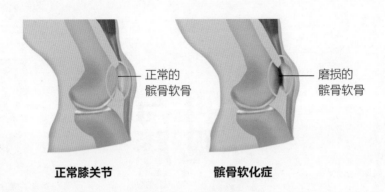

正常的
髌骨软骨

磨损的
髌骨软骨

正常膝关节　　　　　　　　**髌骨软化症**

哪些症状说明你得了髌骨软化症

❶ 开始仅膝关节前侧疼痛，休息后可以得到缓解。随着病程的延长，疼痛时间多于缓解时间。

❷ 走平路时不明显，但在上下楼时疼痛会加重，严重时常需侧身横着上下楼。

❸ 出现下蹲困难，疼痛难忍，甚至影响患者的睡眠。

❹ 反复的膝关节肿胀、积液，活动时关节肿胀和关节腔内积液就明显，停止活动一段时间后，肿胀会慢慢消退，积液也会逐渐吸收。

❺ 膝关节突然无力，膝关节"打软"等症状。

髌骨软化症的家庭疗法

❶ 避免剧烈运动，尤其是下蹲、上下楼等动作。

❷ 加强股四头肌肌肉力量训练。

❸ 必要时需要服用非甾体抗炎药。

半月板损伤

　　半月板损伤是膝部常见的损伤之一，多由扭转外力引起。当一腿承重，小腿固定在半屈曲位，外展或内旋时，身体及股部猛然内旋或外展，内外侧半月板在股骨髁与胫骨之间受到旋转压力，会导致半月板撕裂。

膝关节半月板损伤的几种情况

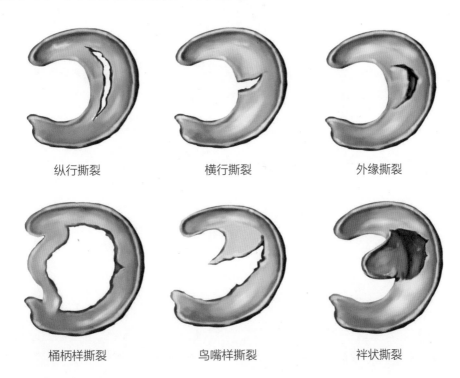

| 纵行撕裂 | 横行撕裂 | 外缘撕裂 |

| 桶柄样撕裂 | 鸟嘴样撕裂 | 祥状撕裂 |

半月板损伤的 4 个特点

❶ 扭伤有痛感，关节内有撕裂感，膝关节处肿胀，活动受限，跛行。

❷ 损伤半月板的膝关节间隙有明显的压痛点。

❸ 伸屈膝关节时有弹响发生，且伴有关节疼痛。

❹ 膝盖交锁，在行走的情况下，突发关节疼痛，膝关节不能屈伸，膝关节只能停止在某一体位上，若将膝稍做晃动或屈伸，即可缓解并恢复行走。

哪些人易发生半月板损伤

① 有急性外伤史，如上下楼、爬山、从高处蹦下等造成的急性损伤患者。

② 长时间采用下蹲位工作的人，会对半月板长期碾锉造成损伤。

③ 青少年易发生外侧半月板损伤，与先天半月板发育畸形有关。

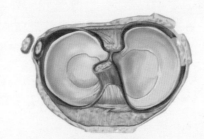

正常的外侧半月板

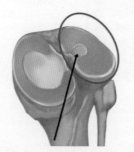

外侧不完全盘状半月板

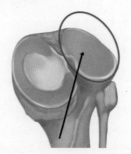

外侧完全盘状半月板

如何预防半月板外力损伤

① 从事剧烈运动时，要佩戴运动护具，防止运动中发生意外损伤。

② 少做与上下楼梯相似的运动，不穿高跟鞋。进行与上下楼梯相似的动作时，不要过于匆忙，尤其是对于身体状况不太好的中老年人，尽量要借助扶手，以平稳上下。

半月板损伤的治疗方法

① 休息，减轻膝关节负担，使损伤的半月板在没有压力的环境下自身修复。

② 需要去医院进行核磁共振检查，根据半月板损伤的程度和部位，由专科医生决定进行保守治疗还是手术治疗。

什么是半月板交锁

半月板损伤撕裂后，在膝关节屈伸过程中，特别是屈伸且伴有膝部扭转时，破裂的半月板卡在股骨髁间窝内或股胫关节间，导致膝部活动受限无法屈伸，就是半月板交锁。

❯半月板交锁怎么办

❶ 交锁较轻时，可通过患者自己小范围摇晃，扭转膝关节解锁。

❷ 在家人的帮助下，做膝关节屈曲外展、内旋动作。

❸ 也可在家人的帮助下做膝关节拉伸。患者仰卧在床上，膝部屈曲在交锁的角度，一个家人抱住大腿靠近膝关节处；另一个家人，握住脚踝部，两个人一起向相反方向拉伸。

❯改善半月板交锁的体操

动作要领：

❶ 仰卧，单膝呈90°立起。

❷ 另一条腿将膝盖伸直，慢慢抬起。同时，收腹，大腿股四头肌用力。保持该姿势15秒。以相同要领完成另一条腿的动作。双腿各完成一次动作算做1组，重复3组。抬腿困难的人，刚开始时可以不必抬那么高。

动作要点：

要注意将力用在大腿股四头肌上，并收腹。这样有助于强健大腿股四头肌和腹部肌肉。

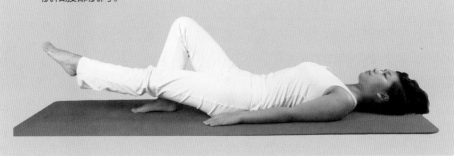

❯半月板交锁的治疗方法

如果出现半月板交锁的症状，建议尽快去医院让专科医生检查并治疗。

膝骨关节炎

什么是膝骨关节炎

膝骨关节炎分为原发性和继发性两种。原发性膝骨关节炎是老年人膝关节长期过度活动，发生磨损，使关节软骨老化发生退行性改变，逐渐形成骨刺样的增生和关节破坏。继发性膝骨关节炎为膝关节发生外伤、骨折、脱臼及患其他疾病后，膝骨关节面不平整，逐渐导致关节软骨破坏。

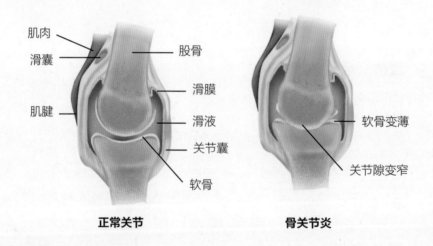

肌肉　　股骨
滑囊　　滑膜
　　　　滑液
肌腱　　关节囊
　　　　软骨

软骨变薄
关节隙变窄

正常关节　　　　　　**骨关节炎**

膝骨关节炎的症状

❶ 膝关节活动时有疼痛感，开始为偶发性疼痛，后转为持续性疼痛，劳累后和上下楼梯时疼痛感加重。

❷ 膝关节屈曲范围受限，做跑、跳、跪、蹲等姿势疼痛加重，严重者出现跛行。

❸ 关节活动时可有弹响及摩擦音。

❹ 膝关节周围有压痛，活动髌骨时关节有疼痛感。

❺ 有一些患者还会出现关节肿胀、股四头肌萎缩、膝内翻或膝外翻的症状。

❻ 行走时膝关节突然出现交锁现象，稍活动后又可消失。

膝骨关节炎的家庭疗法

❶ 休息，减轻关节负担，这是所有治疗的基础。有很多患者不注意休息，只在乎吃什么药物，这是治疗的误区。

❷ 在休息的基础上服用合适的药物，常见的包括非甾体抗炎药、抗软骨破坏药物及关节软骨营养类药物，如需服用药物建议由专科医生来决定，自己不要随意服用。

❸ 可以考虑关节腔内注射玻璃酸钠或糖皮质激素，需要由专科医生决定。

❹ 运动疗法：本病治疗的根本方法是减轻关节负担和适当的运动疗法，运动疗法包括股四头肌肌力训练，关节活动及训练等。

> ### 改善膝骨关节炎的体操
>
> **动作要领：**
>
> ❶ 俯卧在垫子上。
> ❷ 将脚尖成90°立起，使膝盖处于悬浮状态，大腿股四头肌用力。
> ❸ 伸直腿肚，尽量将脚后跟向后伸直。保持这个姿势20秒。重复3次。
>
> **动作要点：**
> 该动作的重点在于抬起膝盖，将脚后跟用力向后伸直。对于大腿股四头肌等支撑膝盖的肌肉的强健、伸展作用很大。

膝骨关节炎的治疗误区

❶ 乱用药。不能自己随意乱用止痛药，应请医生对症给药。

❷ 不坚持治疗。膝骨关节炎是一种退行性病变，一旦发病就要长期接受治疗，并要注重日常的保健。

❸ 去不正规医院治疗。有些不正规的医院为了多赚钱，直接给患者打封闭针，又达不到无菌操作的严格要求，对病情非常不利。虽然封闭针止痛效果不错，但它只是对症治疗，并没有针对引起膝痛的根本原因如骨折、韧带损伤、滑膜炎、软骨磨损等进行治疗。

❹ 锻炼过度。膝骨关节炎在治疗过程中需要进行适度锻炼，但不能过度，否则会加重病情，尤其不能进行屈曲负重活动。

❺ 过度依赖药物。本病要依靠减轻关节负担和适当的运动疗法进行治疗。很多患者治疗过程中不休息，但是只吃药不休息是膝骨关节炎的治疗误区之一。

膝关节滑膜炎

膝关节滑膜炎是发生在关节内滑膜组织的一种炎性病变，是一种多发性疾病。主要是因为膝关节处滑膜多，又广泛分布于膝盖表浅部位，容易遭受外力损伤和感染，从而形成膝关节滑膜炎。

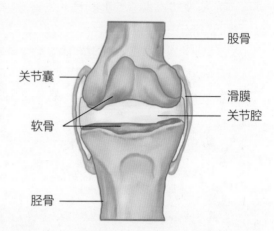

股骨

关节囊

软骨

滑膜

关节腔

胫骨

什么是膝关节滑膜

膝关节滑膜是薄层组织，全部覆盖在关节内表面，是包容股骨与胫骨、韧带与半月板的囊腔。其表面上覆盖着一层滑膜细胞，起着分泌滑液、营养软骨和将关节腔内的废弃物除去的新陈代谢作用。

膝关节滑膜炎的症状

❶ 关节肿胀、疼痛均不显著，上下楼梯有不适感。走路时关节可发出响声，走路时间长了，关节发热、发僵，疼痛加剧。

❷ 长期得不到合理治疗，患者会出现肌肉萎缩，关节红肿严重。

❸ 早晨症状比较轻，晚间关节肿胀、疼痛比较显著。

膝关节滑膜炎的治疗方法

❶ 需要到医院由专科医生检查及确诊。

❷ 很多人把"骨关节炎"说成"滑膜炎"，这是一个误区。单纯的滑膜炎常见的有痛风性滑膜炎、绒毛色素结节性滑膜炎、创伤性滑膜炎等。

风湿性关节炎

风湿性关节炎是一种常见的急性或慢性结缔组织炎症，可反复发作并累及心脏。临床上以关节和肌肉游走性疼痛为特征，属变态反应性疾病，是风湿热的主要表现之一。多以急性发热及关节疼痛起病，膝关节是易受累及的部位。

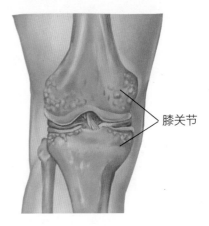

膝关节

风湿性关节炎的特点

❶ 风湿性关节炎的最大特点是疼痛处游走不定，不同时间疼痛的关节不同。可由一个关节转移到另一个关节，也可能是几个关节同时发病，疼痛持续时间不长，几日就可消退。

❷ 发病时，关节会出现红肿、发热、疼痛明显、活动受限等情况。炎症消退后，关节功能可以完全恢复，一般不会出现强直或畸形。

❸ 膝、髋、踝等下肢大关节，尤其容易发病。一般肩关节、肘关节、腕关节及手足的小关节不易发病。

❹ 扁桃体炎、咽喉炎、鼻窦炎、慢性胆囊炎、龋齿等感染性疾病会引发风湿性关节炎的发生，有风湿病史的人在患感染性疾病时应立即就医，否则很可能导致病情复发。

风湿性膝关节炎的治疗方法

不建议在家自行治疗，应尽快去医院的骨科或者风湿免疫科进行检查及确诊，并进行系统正规的治疗。

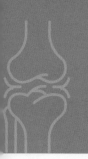

类风湿关节炎

类风湿关节炎在我国是常见病，患者大都是青壮年。它是一种以关节病变为主的全身性慢性疾病，开始时以关节滑膜病变为主，然后累及肌腱、韧带等结缔组织，最后破坏关节软骨和骨组织，导致关节强直。全身其他器官或组织也可受累，包括皮肤、皮下组织、肌肉、血管、神经、胸膜、心包、淋巴结、脾脏及骨髓等。

类风湿关节炎的症状

❶ 临床上常多发于16~55岁，女性多于男性，发病多隐渐，常有全身不适、食欲减退、体重减轻、手足盗汗和关节酸痛等前期症状，大多数为对称性的多关节炎，最常侵犯四肢小关节，特别是手部掌指关节及近侧指间关节。

❷ 早晨起床时手指关节僵硬，不能紧握拳，然后向上侵犯大关节。早期关节开始有疼痛和僵硬，渐渐出现肿胀、积液和局部温度升高，局部有明显的压痛和肌肉痉挛，逐渐发生肌肉萎缩和肌肉挛缩。到晚期由于关节软骨破坏消失，韧带、肌腱松弛，肌力不平衡，会出现关节的各种畸形，最多见的是掌指关节半脱位和手指的尺侧偏斜，最后发生关节强直。

❸ 类风湿关节炎的关节外表现常有皮下结节、皮疹、心脏病、眼病等，但较为少见。

类风湿关节炎的治疗方法

类风湿关节炎目前尚无特效疗法，治疗目的在于控制炎症，缓解症状，延迟病情进展，保持关节功能和防止畸形。

❶ 一般治疗。急性发作期应卧床休息，症状缓解后可以适当活动，慢性迁延期可短期休息或减少工作，应与治疗性锻炼相结合并配合理疗。

❷ 药物治疗。宜常规选用非甾体抗炎药，如阿司匹林、吲哚美辛、吡罗昔康等，在急性发作期或其他药物作用迟缓而不显著时可短期应用激素类药物如可的松、促肾上腺皮质激素等。

❸ 局部治疗。灌洗疗法，在关节镜检的同时可用大量生理盐水反复加压灌洗关节腔，以冲洗清除关节腔内的病变坏死组织。局部石膏托或夹板制动防止畸形，但要注意每日的关节功能锻炼。

化脓性关节炎

关节被细菌感染后出现的一系列炎症反应称为化脓性关节炎。多见于儿童、婴儿，最常发生于膝关节、髋关节，其次为肘关节、肩关节、踝关节。细菌多从身体其他部位的化脓性病灶经血液循环传播至关节腔，也可由化脓性骨髓炎直接穿入关节腔内，形成化脓性关节炎，或者通过外伤的伤口直接进入关节。

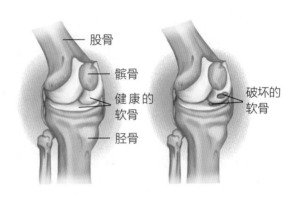

股骨
髌骨
健康的软骨
胫骨
破坏的软骨

化脓性关节炎的症状

关节感染后，关节渗出液的性质不同，临床表现也不同，最后达脓性渗出液时，全身反应明显，体温可高达 40~41℃。关节疼痛剧烈，不能活动，局部有明显的红、肿、热和压痛。关节常处于半屈曲位。

化脓性关节炎的治疗方法

❶ 急性期的治疗。早期应用足量抗生素，并根据关节液细菌培养的药物敏感试验结果调整抗生素，一直用到症状、体征消失，再继续用药 2 周。

❷ 恢复期的治疗。局部炎症消退后，应鼓励患者逐渐锻炼关节功能，可先做肌肉舒张活动，无不良反应后再做关节的主动活动锻炼，同时做热敷、理疗，防止关节粘连和强直。

❸ 后遗症及其处理。化脓性类节炎晚期常出现关节功能障碍、强直、畸形、半脱位等后遗症。对已有关节纤维强直伴疼痛者，要根据具体情况做对应调理，根据部位和畸形程度等选用关节融合术、关节矫正术或关节成形术。

膝部化脓性骨髓炎

膝部化脓性骨髓炎是指发生在胫骨上段和股骨下段的骨组织炎症，是由细菌引发的骨组织、骨膜、骨髓发炎的一系列病变。儿童比较高发。外伤性皮肤破损、手术或外伤后溃疡等情况均可诱发此病。

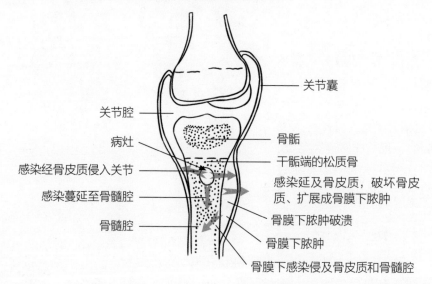

关节囊

关节腔

病灶

感染经骨皮质侵入关节

感染蔓延至骨髓腔

骨髓腔

骨骺

干骺端的松质骨

感染延及骨皮质，破坏骨皮质、扩展成骨膜下脓肿

骨膜下脓肿破溃

骨膜下脓肿

骨膜下感染侵及骨皮质和骨髓腔

急性膝部化脓性骨髓炎症状

❶ 急骤发病，有高热，可伴有全身不适、肌肉酸痛、食欲下降、恶心、呕吐、腹胀、腹泻、头晕头痛，严重者可出现中毒性心肌炎、急性肾衰竭等表现。

❷ 长骨干骺端疼痛剧烈，肿胀并不明显，附近肌腱痉挛，关节屈曲，开放性骨折则出现伤口化脓。

❸ 病变部位有一个明显的压痛区，一段时间内逐渐加重后，突然减轻，但局部的红、肿、热、压痛更明显。

慢性膝部化脓性骨髓炎症状

❶ 急性发作时，体温会升高，多与体质下降有关，几个月或几年发作一次。

❷ 膝关节处扭曲变形、增粗，皮肤色素沉着，有多处瘢痕，小伤口就会引起不易愈合的溃疡。局部可有窦道口，长期不愈合，急性发作时，原已闭塞的窦道口可开放，排出大量脓液。

❸ 部分患者会出现病理性骨折。
治疗：要立即尽快去医院治疗。

骨坏死

股骨远端和胫骨上端易发生骨坏死

骨坏死病变一般发生在骨或关节软骨下，长骨骺端由于动脉血流入和静脉血流受阻而特别易受影响。股骨髁完全依赖腘动脉供血，而这些血管呈扇形展开直达关节表面，几乎没有相互吻合，使股骨远端和胫骨上端易发生缺血性坏死。

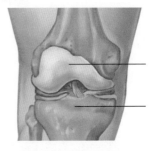

股骨髁

胫骨上
关节面

❯ 膝关节骨坏死患者何时可丢开拐杖

膝关节骨坏死病在治疗过程中，疼痛感会减轻甚至消失，但这并不意味着病情痊愈。骨坏死需要在非负重状态下进行修复，在修复过程中出现死骨吸收，骨头内囊变区消失，被新生骨填充，骨小梁排列有序，才可以弃拐。

如果只以患者的感觉来判断弃拐时间则是不科学的。弃拐前，应前往医院做 X 线片及核磁共振，并由具有丰富临床经验的医生判断是否可以弃拐。否则容易造成病情恶化。

❯ 人工关节置换是将生病关节全部切除吗

膝关节骨坏死的患者，尤其是已经卧床或生活不能自理者，换人工关节无疑是最好的选择。但是一些患者误以为人工关节置换术就是将病变的关节全部切除，安装上一个假的人工关节，从而对人工关节产生了恐惧心理。事实上，人工关节置换术只是将生病破坏的关节表面的软骨切除，仅进行膝关节表面置换，所以需要置换人工关节的人不必太过担心。

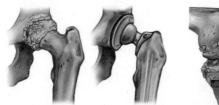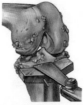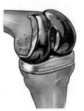

膝关节置换示意图

关于骨坏死的 4 个错误观点

❯ 骨坏死无法治愈

骨坏死早期及时发现、及时诊断是可以治愈的，但是治愈相对比较困难，需要在非负重状态下半年至 1 年的时间，只能依靠自身修复，没有快速的好办法。

❯ 骨坏死不能运动

患上骨坏死后也不宜只是平躺在床上。尤其是膝关节处的骨坏死，完全可以在限制其负重和行走的前提下，积极地进行适度功能锻炼，以免出现肌肉萎缩、关节囊及韧带挛缩、关节僵硬等问题。

❯ 骨坏死只能换关节

骨坏死并不是一定要换关节，针对不同骨坏死的阶段，应采取不同的治疗方法，尤其是年龄比较小的患者。人工关节的使用寿命一般为20～30年，60岁以上的患者是做人工关节的最佳年龄。年龄太小的患者如果关节疾病确实严重，影响日常生活，为提高患者的生活质量也可做，但是人工关节出现松动后，需要进行人工关节翻修。

❯ 换人工关节就可以彻底治疗骨坏死

膝关节骨坏死会逐渐失去支撑能力，导致骨表面的关节软骨失去支撑而破坏，膝关节出现严重的疼痛，影响工作及生活的时候才需要换人工关节。人工关节只是解决膝关节破坏问题，骨坏死仍然需要其他治疗。

小贴士

女性更容易发生膝关节骨坏死，通常是男性的 3 倍，常见于 60 岁以上的患者，且绝大多数发生在股骨内侧髁，也有少数患者发生在股骨外侧髁和胫骨平台。

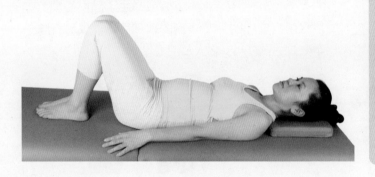